LETTRES MÉDICALES

SUR

VICHY

PAR

M. DURAND FARDEL

D. M. P.

Médecin inspecteur des sources d'Hauterive, à Vichy,
vice-président de la Société d'hydrologie
médicale de Paris, etc.

TROISIÈME ÉDITION

PARIS

CHEZ GERMER BAILLIÈRE

17, rue de l'Ecole de Médecine.

ET CHEZ ASSELIN,

place de l'Ecole de Médecine.

LONDRES | MADRID
H. BAILLIÈRE, 219, Regent street | Cⁿ. BAILLY-BAILLIÈRE

NEW-YORK, Cⁿ. BAILLIÈRE

LETTRES MÉDICALES

SUR

VICHY

LETTRES MÉDICALES

SUR

VICHY

PAR

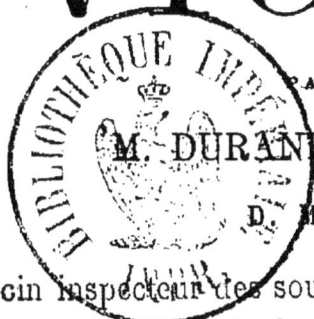

M. DURAND FARDEL

D. M. P.

Médecin inspecteur des sources d'Hauterive, à Vichy,
vice-président de la Société d'hydrologie
médicale de Paris, etc.

TROISIÈME ÉDITION

PARIS

CHEZ GERMER BAILLIÈRE
17, rue de l'Ecole de Médecine.

ET CHEZ ASSELIN,
place de l'Ecole de Médecine.

LONDRES | MADRID
H. BAILLIÈRE, 219, Regent street | Cn. BAILLY-BAILLIÈRE

NEW-YORK, Cn. BAILLIÈRE

1866

LETTRE PREMIÈRE.

THÉORIE ET PRATIQUE.

Des publications relatives aux eaux minérales, et de l'utilité qu'elles peuvent avoir. — La pratique des eaux minérales est, dans de certaines limites, indépendante des théories qui s'y rattachent. Exemples de circonstances où ces dernières, cependant, sont loin d'être indifférentes pour la pratique. — Objet spécial de ces lettres. — Quelques considérations sur la thérapeutique thermale en général.

Il y a une distinction importante à faire dans la nature des publications qu'il appartient aux médecins des eaux minérales et qu'il est pour ainsi dire de leur devoir de produire.

Les unes auront pour objet spécial les questions relatives au mode d'action des eaux, l'étude des rapports qui s'établissent entre les différents principes dont une eau minérale se constitue et les éléments divers qu'elle rencontre dans l'organisme, la théorie d'après laquelle les altérations locales et les conditions diathésiques sont supposées pouvoir être attaquées et modifiées par la médication thermale.

Dans un autre ordre d'études, faisant abstraction de toutes ces considérations dont la pratique des eaux est, jusqu'à un certain point et fort heureusement pour elle, indépendante, il s'agit spécialement de faire connaître les formes pathologiques qui paraissent devoir le mieux s'accommoder d'une eau minérale en particulier, le degré auquel elles peuvent en être modifiées, les chances de guérison qu'elles rencontrent, enfin le meilleur mode suivant lequel les eaux doivent être elles-mêmes administrées ; ceci comprend les indications, le pronostic et la thérapeutique thermale. Nous disons que ces trois points, qui résument ce que les médecins étrangers aux établissements thermaux ont surtout besoin d'en savoir, sont indépendants, jusqu'à un certain point il est vrai, des considérations théoriques et de physiologie thérapeutiques auxquelles nous faisions allusion tout à l'heure.

Il faut bien admettre qu'il en est ainsi, sous peine de frapper d'un singulier discrédit toute la médecine thermale qui s'est faite depuis bien des années, et même celle qui se fait encore de nos jours. En effet, que l'on prenne les eaux salines, chlorurées, sulfureuses, alcalines, ferrugineuses, est-il sûr que l'on trouvera un seul fait de physiologie thérapeutique avéré, incontestable, admis enfin par d'autres que par ces esprits faciles (il en est de fort distingués parmi eux) qui finissent par se persuader ce qu'ils ont commencé par supposer, et par vouloir imposer aux autres ce qu'ils n'avaient imaginé d'abord que pour leur usage personnel ?

C'est après tout l'histoire d'une grande partie de la thérapeutique, et quelque regrettable que soit l'ignorance où nous sommes du véritable mode d'action des médicaments, nous savons cependant nous en servir pour notre plus grande satisfaction et pour le plus grand bien des malades. Il en est de même des eaux minérales. S'il fallait attendre, pour les appliquer, que la théorie en fût faite, on pourrait tenir longtemps encore les établissements thermaux fermés. Voyez ce qui se passait naguère à Vichy.

M. Petit croyait que les eaux de Vichy étaient un spécifique de la goutte, sous quelque forme que se montre cette maladie, parce que, se trouvant produite par la présence d'un excès d'acide urique dans l'économie, celle-ci rencontre dans l'eau de Vichy des alcalins pour saturer cet excès d'acide urique. M. Petit croyait encore que l'eau de Vichy guérit les engorgements du foie et de la rate en dissolvant la fibrine et l'albumine qui en font la charpente que l'eau de Vichy dissout les pierres dans la vessie ; que lorsqu'on a rendu la force et la santé à des femmes anémiques et dyspeptiques, à de vieux dysentériques, à des individus atteints de cachexie paludéenne, africaine, etc., on a fait une médication *fluidifiante* et *dissolvante*. M. Nicolas croit que l'eau de Vichy dissout les indurations des valvules cardiaques et l'hypertrophie du cœur. M. Barthez croit que l'eau de Vichy dissout les muscles de ceux qui en font usage, en respectant leur graisse, tandis que M. Petit croyait que ces mêmes eaux dissolvent la graisse de ceux qui en ont, après en avoir fait un savon.

Il n'est pas heureusement nécessaire de croire à tout cela pour se faire une idée précise des indications qui réclament les eaux de Vichy, pour établir, dans les limites autorisées, le pronostic du traitement thermal, pour en diriger l'administration suivant les règles de l'expérience. Il n'est pas non plus indispensable que nos confrères, qui ont besoin de connaître de loin des eaux de Vichy, et qui attendent de nous des lumières à ce sujet, pénètrent bien avant dans ces discussions, peu intéressantes pour eux, tant qu'elles ne s'appuieront pas sur un terrain plus solide.

Cependant, loin de nous la pensée de vouloir restreindre à un empirisme, quelque éclairé qu'il puisse être, les études relatives aux eaux minérales ; c'est à la chimie organique, à la physiologie pathologique et à la physiologie thérapeutique, précisément, qu'appartient l'avenir de la médecine thermale ; et si, en attendant que nous en sachions plus long sur ce sujet, les plus pressés nous apportent de temps en temps de ces théories informes qui ne témoignent guère que de l'imperfection de la science et de l'incertitude des doctrines, il faut leur savoir gré de leur courage malheureux, d'abord, et tirer de leurs erreurs mêmes d'utiles enseignements pour n'y point retomber. Aussi n'avons-nous jamais éprouvé aucun embarras à discuter les vues plus ou moins plausibles que nos confrères ont pu hasarder jusqu'ici dans cette matière. Ils ne sauraient s'offenser de ce qu'on ne prend pas leurs théories pour le dernier mot de la science, et nous n'avons pas été nous-mêmes sans prêter le flanc à la riposte, en nous avançant plus ou moins loin sur le terrain des explications.

Cependant, dans toutes ces sortes de choses qui portent la marque d'idées nécessairement erronées, pourrait-on dire, puisque la science dont elles procèdent n'est point faite encore, il y a à prendre garde. Une théorie défectueuse est presque toujours dangereuse en quelque chose. Ainsi, lorsque M. Petit, en vue d'idées théoriques, a conseillé les eaux de Vichy aux goutteux, il a incontestablement rendu un double service à l'établissement thermal, où il a attiré beaucoup de malades, et à un certain nombre de goutteux dont ces eaux ont remarquablement amélioré la santé. Mais en l'engageant à dire qu'il n'y a pas de différence à établir entre les diverses espèces de gouttes admises par les auteurs (et par les praticiens), non plus que dans les indications thérapeutiques qui s'y rattachent, au point de vue des eaux de Vichy au moins, la théorie le met en risque de faire aux goutteux une médecine fort hasardeuse, et dont elle ne corrigera pas les conséquences, dût-elle en prendre sur elle toute la responsabilité.

Quand nous voyons M. Nicolas dire que les alcalins et les eaux de Vichy dissolvent les indurations des valvules cardiaques et les hypertrophies du cœur, nous en conclurons bien que les symptômes cardiaques ne contre-indiquent pas aussi formellement les eaux de Vichy qu'on l'avait cru longtemps, qu'ils peuvent même en être avantageusement modifiés, et en cela notre confrère de Vichy aura fait une bonne chose; mais si, d'après sa théorie, nous croyons devoir envoyer à Vichy toutes les maladies organiques du cœur, en n'y comprenant bien entendu que celles qui n'ont pas encore atteint le dernier degré de développement ou de dégénérescence, nous entrerons sans doute dans une voie fort compromettante pour la médication et pour les malades. Ces théories ne sont donc pas aussi innocentes qu'elles le paraissaient au premier abord.

Mais ce n'est pas pour traiter de ces graves questions de théories ou de pratique que nous avons entrepris cette publication, et elles n'y tiendront qu'une place secondaire.

Nous avons souvent entendu répéter que les médecins ne connaissent pas les eaux minérales; ceci n'est point parfaitement exact. Nous avons eu plus d'une occasion de reconnaître que beaucoup de nos confrères se faisaient une idée très-exacte des ressources que l'on peut tirer de cette grande classe d'agents thérapeutiques, et même que l'on pouvait, sans avoir pratiqué cette médecine spéciale, exposer les idées les plus justes et les plus élevées sur la thérapeutique thermale.

Cependant, il est incontestable que le plus grand nombre des médecins se plaignent avec juste raison du peu de lumière qu'ils possèdent sur une médication qu'ils sont appelés fréquemment à mettre en usage, et que la facilité des com-

munications, les habitudes actuelles du public, les progrès
même de la science tendent chaque jour à vulgariser davantage.

Ce n'est pas que la littérature médicale soit plus pauvre
sur le sujet qui nous occupe que sur tant d'autres; on a
beaucoup écrit sur les eaux minérales, trop sans doute, et
de gros livres et de courtes brochures. Mais la plupart de
ces ouvrages, et nous entendons parler ici que des plus
sérieux, sont consacrés, ou au développement de vues
théoriques ou à l'exposition de vertus curatives, qui laissent
rarement dans l'esprit du lecteur une connaissance un peu
précise de la médication qu'il cherche à étudier.

L'étude pratique, celle de la mise en œuvre des eaux minérales elles-mêmes, des procédés usités, ne se trouve à peu
près nulle part : et cependant, n'est-ce pas en mettant, si je
puis ainsi parler, le malade aux prises avec la médication,
que les effets et les ressources de celle-ci peuvent surtout
s'étudier, que les indications et les contre-indications res-
sortent, que les applications se découvrent, et qu'une pratique assurée se constitue? Et lorsqu'il s'agit d'une médication lointaine dont les effets ne se peuvent observer qu'à
distance, aux chances de laquelle il faut abandonner un
malade, sans espoir et sans possibilité de la manier ou
de la diriger soi-même, c'est alors surtout que les médecins
ont besoin d'être initiés aux secrets de l'expérience, aux
détails de la pratique, à ce je ne sais quoi enfin qui
constitue l'art au plus haut degré, c'est-à-dire l'application
intime des données de la science, c'est-à-dire la médecine
appliquée.

Tel est l'objet de ce travail; faire assister autant que possible le lecteur à la pratique de Vichy; pratique très-peu
connue, si nous en croyons ceux de nos confrères qui n'ont
jamais approché de nos sources, et ceux surtout qui viennent
les visiter. Nous avons choisi la forme de lettres pour ex-

primer le but modeste que nous nous proposons : les théories, les doctrines chimiques ou pseudo-chimiques, les rencontres des acides et des alcalis tiendront peu de place dans ces lettres, où nous aborderons successivement les diverses questions de pratique qui s'offriront à nous. Le lecteur curieux des études sur les eaux minérales, et qui voudra bien nous suivre dans ce simple exposé d'un praticien à d'autres praticiens, se reposera des réactions, des dissolutions, des désagrégations que l'on a tant fait opérer aux eaux de Vichy, depuis un certain nombre d'années.

Sans doute, rien n'est plus attrayant qu'une explication, bonne ou mauvaise, et combien d'honorables esprits, aimant mieux croire que d'y aller voir, n'acceptent-ils pas ce qu'on leur offre, pour la moindre vraisemblance qu'ils y trouvent ! mais s'il est un sujet où l'observateur doive encore attendre en silence que la science ait dit son mot et formulé ses théories, c'est surtout l'emploi médical des eaux minérales.

LETTRE II.

_____

TOPOGRAPHIE.

Topographie de Vichy. Conditions hygiéniques de la localité. — Aperçus géologiques. — Origine des eaux. Proportion des substances salines rejetées au dehors. — Dépôt des eaux minérales. Le rocher des Célestins.

Vichy est situé sur la rive droite de l'Allier, au bord même de la rivière, dans un site agréable, mais un peu encaissé entre des collines vertes et de moyenne élévation, et ouvert dans la direction du S.-E. au N.-O., suivant le cours de l'Allier. Le climat y est tempéré, à peu de choses près semblable à celui de Paris ; le voisinage des montagnes de l'Auvergne (le Puy-de-Dôme n'est qu'à douze lieues de Vichy) y rend les orages fréquents et tenaces, et rassemble souvent d'épais brouillards dans les matinées d'automne. Il y a peu de causes locales d'insalubrité : la plage de l'Allier, souvent découverte par les eaux, que grossissent les moindres pluies, est toute formée de sable et de cailloux roulés, sans la moindre trace de limon ; la rivière du Sichon, située au-dessous de la ville, borde des prairies qu'elle sert à inonder ; les habitants des moulins et des fabriques qui en garnissent les bords sont très-sujets aux fièvres intermittentes : mais Vichy même, par sa situation, se trouve à l'abri de cette fâcheuse influence.

D'immenses travaux exécutés depuis plusieurs années, et dont la plupart sont dus à la munificence impériale : l'endiguement de l'Allier, qui est venu étendre les pelouses et .es eaux d'un parc anglais à la place des sables mouvants du fleuve ; les boulevards qui entourent la cité, les voies élargies qui la traversent, les allures d'une grande ville remplaçant les habitudes d'un village ; des eaux abondantes, dont l'installation grandiose ne laisse rien à envier, tout cela est venu, en quelques années, faire du Vichy où s'écrivait la première édition de ce livre, un séjour nouveau où l'hygiène, le bien-être et l'élégance trouvent une égale satisfaction.

Bien que la population du pays soit assez chétive, il ne paraît pas régner ici ni d'endémies particulières, ni même habituellement de constitutions fâcheuses très-déterminées. On observe communément des diarrhées à l'automne et des affections catarrhales l'hiver, mais rarement avec des caractères particuliers de gravité, et nos confrères de la localité affirment que la fièvre typhoïde y est peu fréquente.

Cependant, si Vichy n'offre aux malades qui viennent y prendre les eaux qu'un séjour sain et agréable, quelques personnes croient qu'il y règne des fièvres intermittentes au mois de septembre, et les médecins de Vichy sont fréquemment consultés à ce sujet par des confrères qui hésitent à envoyer leurs malades à cette époque de l'année.

Voici ce que j'écrivais à ce sujet dans la première édition de ce livre, en 1854 :

« Ces craintes étaient légitimes, il y a vingt ans encore,

Vichy était alors un endroit fiévreux : les chanvres, que l'on y cultivait en grande quantité et que l'on en a écartés ; l'Allier, dont un système de barrages a éloigné le lit ; des étangs et des marécages, aujourd'hui desséchés, y rendaient les fièvres intermittentes très-communes, et l'on y observait mêmes des fièvres pernicieuses. Mais aujourd'hui, toutes ces conditions d'insalubrité ont à peu près disparu ou sont considérablement amoindries.

« On observe bien chez les habitants du pays, chez ceux surtout que leurs travaux exposent au froid et aux brouillards du matin, quelques fièvres intermittentes, mais sans gravité. Quant aux personnes étrangères à la localité, voici ce que nous pouvons dire : depuis huit années que nous observons à Vichy, nous n'avons vu la fièvre intermittente se développer chez aucun malade venu du dehors, chez aucun buveur d'eau, et pas plus à l'hôpital civil, à l'époque où nous en dirigions le service, pas plus chez les malades pauvres, mal logés et mal nourris qui affluent à Vichy, que parmi ceux qui se trouvent dans de meilleures conditions. Nous n'avons qu'une exception à présenter : elle est relative aux malades atteints déjà de fièvre intermittente ou sujets aux fièvres intermittentes, et qui voient quelquefois leurs accès reparaître à Vichy, à toute époque de la saison ; mais ceci est tellement peu inhérent à la constitution même du pays, que Vichy n'en reste pas moins un des endroits où les suites de fièvre intermittente se traitent avec le plus d'efficacité.

« Ajoutons seulement qu'en ceci notre observation est absolument semblable à la savante et longue observation de Prunelle, et que nous ne sommes entrés dans ces détails qu'après nous être assurés plusieurs fois auprès de lui de leur complète exactitude, et nous être mis en mesure d'appuyer notre propre expérience de son imposante autorité. »

Je n'ai rien à ajouter à cette citation, si ce n'est que onze

années écoulées depuis lors n'ont aucun changement
à y apporter; que les conditions de salubrité et de
Vichy et de ses abords n'ont fait que s'accroître, et
que si, dans un champ extrêmement multiplié d'observations, j'ai dû rencontrer effectivement quelques cas de fièvre
intermittente, ce n'a jamais été qu'à titre de maladie accidentelle, comme on en rencontre partout, à Paris et ailleurs.

Voici l'idée que l'on doit se faire de l'hydrologie de
Vichy.

Un vaste bassin, situé en partie sous les roches porphy-
riques qui font la base du terrain tertiaire de la vallée de
l'Allier, et en partie dans les assises inférieures de ce même
terrain, et renfermant des eaux d'une température élevée
et d'une composition uniforme, s'étend, nous voulons seulement parler de ces manifestations les plus rapprochées de
nous, des montagnes de l'Auvergne à l'entrée du Bour-
bonnais, en suivant les plaines de la Limagne et le cours de
l'Allier, c'est-à-dire l'emplacement primitif d'un lac immense, lac d'eau douce dont les limites anciennes sont
assez difficiles à préciser, mais dont les traces se retrouvent
dans toute la contrée dont nous parlons.

Aujourd'hui, par toute cette vallée riante et productive,
l'eau, minéralisée dans les profondeurs de la terre, se fait
jour sur les deux rives de l'Allier, dans le lit même de la
rivière, par une infinité de sources naturelles, qui se rencontrent tantôt à peine perceptibles, au bord d'un chemin,
au milieu d'une prairie, tantôt coulant à flots, comme à Vichy; offrant dans quelques points, comme à Saint-Alyre
en Auvergne, comme aux Célestins à Vichy, d'énormes
dépôts, des rochers tout entiers, en témoignage de l'in-
croyable abondance avec laquelle, en des temps reculés,
elles se précipitaient à la surface du sol.

Eh bien! toutes ces sources, naturelles ou artificielles.

c'est-à-dire obtenues récemment par des forages artésiens, présentent la même composition : prédominance d'acide carbonique et de soude, puis acides sulfurique, chlorhydrique, sulfhydrique, chaux et magnésie, et traces de fer ; le tout, chose remarquable, en des proportions presque identiques. Elles varient seulement, ces sources multiples, en température, suivant sans doute le trajet qu'elles auront parcouru dans des couches refroidies du sol, et aussi par la prépondérance relative de quelques produits, tels que le fer, le soufre, ou la matière organique, suivant sans doute la nature des terrains qu'elles auront parcourus.

Nous n'avons pas à étendre cette étude au-delà de Vichy même et de quelques accessoires intéressants, tels que Hauterive, Saint-Yorre, Vaisse, etc.; mais nous devions signaler la richesse de ce pays, dans une aussi grande étendue, en produits identiques, à ce point que, partout où l'on fore un puits artésien on trouve de l'*eau de Vichy*, remarquable en même temps, et parce que les sources les plus éloignées nous offrent une composition générale identique, et parce que les sources les plus rapprochées présentent des applications médicales différentes, dont on trouve ou non l'explication dans quelque particularité chimique.

« Partout où l'on a sondé, dit M. Dufrénois, inspecteur général des mines, dans un rapport (inédit) adressé en 1852 au ministre de l'agriculture et du commerce sur le régime des eaux de Vichy, partout où l'on a sondé dans une étendue d'environ 10 kilomètres autour des sources de Vichy, on a trouvé des sources alcalines gazeuses analogues à celles de Vichy. Il y a donc dans ce bassin une quantité d'eau minérale considérable. Les sondages ont appris que ces différentes sources sortent toutes du terrain d'alluvion qui couvre la vallée de l'Allier ; ils ont été arrêtés à une couche argileuse rougeâtre, paraissant régner partout au même niveau et divisant le terrain d'alluvion en deux parties. La sonde, après avoir traversé cette couche, a en effet constamment rapporté des sables analogues à ceux de la partie supérieure. On peut donc considérer le terrain d'alluvion situé au-dessous de la couche argileuse, comme formant une espèce d'éponge qui reçoit les eaux minérales de la cheminée d'ascension et les transmet à la surface, soit par des puits artésiens naturels, comme le Puits-Carré, soit par les ouvertures tubulaires qu'on pratique dans sa masse au moyen de forages.

« Cette disposition des eaux minérales de Vichy diffère essentiellement de celle des eaux minérales des pays de montagnes, notamment des Alpes, des Pyrénées, du Mont-Dore, des Vosges. Celles-ci sortent directement des roches cristallines ; on peut, par conséquent, par des galeries souterraines, en général de peu d'étendue, arriver à leur origine, cerner les divers filets par des bétonages convenablement disposés, les réunir et les capter.

« Nul doute que les eaux de Vichy ne présentent une disposition analogue, qu'elles ne soient amenées des profondeurs d'où elles proviennent par une cheminée traversant les terrains cristallins qui dominent Vichy ; mais cette cheminée, au lieu de déboucher sur les pentes des montagnes voisines, a son orifice au fond de la vallée : elle verse ses eaux dans le terrain d'alluvion qui la recouvre, et dont l'épaisseur, d'après certains sondages, est supérieure à 150 mètres. On ne peut donc suivre à Vichy les méthodes de recherche et de captage qui ont si bien réussi dans d'autres localités.

« Le peu de cohérence des éléments du terrain d'alluvion commande, en outre, de n'entreprendre de travaux sur les sources qu'avec une grande circonspection : des mouvements trop brusques, qu'on opérerait dans la partie de la cheminée qui traverse ce terrain, pourraient en dégrader les parois et l'obstruer avec ses propres débris. On doit ajouter que le terrain d'alluvion, composé de grains de sable mélangés avec de l'argile ocreuse, est poreux, et que l'eau y circule avec facilité dans toutes les directions..... »

M. Bouquet, à qui l'on doit le travail analytique le plus complet que nous possédions sur les eaux de Vichy, considère les sources de Vichy comme le centre véritable de cet immense foyer, d'où jaillissent incessamment des eaux chaudes, tenant en dissolution des composés salins que nous énumérerons tout à l'heure, sortant des porphyres ou des roches volcaniques et basaltiques, et s'épanchant dans les assises inférieures du terrain tertiaire, pour constituer ainsi, par des canaux multiples, le bassin hydrologique de Vichy.

« Il n'est pas douteux d'ailleurs, ajoute-t-il, que ces eaux thermales n'aient leur point de départ au-dessous du terrain lacustre et ne soient réellement de *formation* géologique, comme les roches cristallisées, auxquelles elles paraissent réellement subordonnées ; elles ne prennent presque rien aux couches argileuses ou calcaires supérieures, et y forment au contraire un dépôt concrétionné, s'isolant ainsi par un canal à parois solides, empruntées à leur propre substance. Il n'est d'ailleurs pas moins digne de remarque qu'après avoir traversé les porphyres, elles apportent au jour quinze ou vingt fois plus de soude que de potasse, tandis que, dans la composition de ces roches cristallisées, le poids de cette dernière est au moins égal au quart de celui de la soude. »

La proportion des substances salines extraites de l'intérieur de la terre par l'ensemble des eaux minérales du bassin de Vichy étonne l'imagination. Elle est évaluée, par M. Bouquet, à 5,102 kilogr. par vingt-quatre heures, soit 1,861, 230 kilogr. par année. Les rivières voisines, et notamment l'Allier, reçoivent la presque totalité de ces sub-

stances salines ; seul, l'acide carbonique provenant de la
décomposition des bicarbonates, ou dissous à l'état de
liberté par les eaux, se répand dans l'atmosphère et va au
loin alimenter la végétation.

« L'origine géologique de ces eaux minérales, ajoute
notre savant collègue, que l'on ne saurait trop citer
dès qu'il s'agit de la constitution chimique de Vichy
et de ses environs, explique suffisamment la remarquable
permanence de leur composition chimique ; cette permanence, toutefois, ne peut pas être éternelle : intimement
lié à l'existence des phénomènes qui en sont les causes
premières, elle doit varier avec leur intensité. On doit donc
s'attendre à voir, dans l'avenir, la température et la minéralisation des sources de Vichy décroître lentement ; mais,
sans prétendre prévoir ici l'époque à laquelle elles cesseront de jaillir ou ne donneront plus que des eaux douces,
on peut hardiment affirmer que de pareils changements
exigeront une suite de siècles comparable aux périodes
géologiques, et que, par conséquent, des milliers d'années
s'écouleront encore avant que des modifications profondes
ou même des changements appréciables se manifestent
dans la constitution chimique ainsi que dans la température
de ces eaux minérales. »

M. Bouquet a fait encore une étude intéressante des dépôts que les eaux minérales de Vichy laissent dans les
parties meubles du sol en les traversant, dans les tuyaux
qui servent à les conduire, et dont un immense échantillon
se redresse, sous nos yeux, au-dessus de la source des
Célestins.

« Si le dégagement du gaz est rapide, dit-il, le dépôt est
plus ou moins incohérent ; il est, au contraire, dur et cristallisé quand le dégagement est gêné par quelque obstacle.
C'est à cette dernière circonstance qu'il faut très-proba-
blement attribuer l'origine des dépôts dont on a souvent

constaté l'existence autour des sources. L'un d'eux a formé autour du Puits-Carré une couche toute récente d'un travertin aragonitique, qui ne diffère en rien de celui des Célestins; un second banc, tout-à-fait semblable, est encore en place et fait marche d'escalier dans l'établissement de bains de l'Hôpital; enfin, les fouilles exécutées dans ces dernières années, autour des sources minérales, ont mis à découvert de larges empâtements d'un dépôt calcaire, amorphe et bitumeux à la fontaine Lucas, cristallisé à la Grande-Grille, renfermant l'un et l'autre une proportion notable d'argile et de sable évidemment empruntés au sol environnant. »

Les concrétions planes et de quelque étendue sont toujours horizontales : le rocher des Célestins frappe au contraire les yeux par sa situation verticale. « Il est cependant impossible, fait remarquer un des plus savants géologues de l'Europe, sir Roderick Murchison, en l'absence même des traces de rupture et de dislocation que l'on rencontre, d'imaginer que ces masses aragonitiques verticales aient pu se déposer ainsi depuis que la constitution géographique actuelle de la contrée s'est trouvée fixée et déterminée; car leur sommet est aussi élevé que le sol peut l'être dans tout leur voisinage. Ces eaux eussent-elles été élevées comme par une sorte de *jet d'eau* à une pareille hauteur, que la nature elle-même eût été impuissante à ranger leur dépôt sous cette forme verticale, sur une longueur de 250 *yards* (1). » M. Bouquet pense que, originairement déposée, comme toutes les autres, dans un terrain meuble, la roche des Célestins, déchaussée sans doute par l'action érosive des eaux pendant le creusement de la vallée, et ne se trouvant plus soutenue, a dû se rompre en basculant.

(1) Sir Roderick Impey Murchison, on the slaty rocks of the Sichon and on the origin of the mineral springs of Vichy (*from the quarterly Journal of the geological Society of London*, 1851, vol. VII).

LETTRE III.

SOURCES.

Les sources du bassin de Vichy. — Leur température.
Leur composition chimique.

M. Bouquet signale seize sources parmi celles qui appartiennent au bassin de Vichy : il a ajouté l'étude de quelques sources distantes de plusieurs kilomètres, quelquesunes même de vingt à trente, telles que celles de Chateldon et de Médague, assez analogues de composition et même d'origine avec les précédentes.

Si nous négligeons les sources de Cusset, nous en trouvons quatorze, qui se rattachent directement au régime des eaux de Vichy : le Puits-Carré, le Puits-Chomel, la Grande-Grille, la source Lucas, l'Hôpital, les Célestins, la nouvelle source des Célestins, les sources de Saint-Yorre, la source Lardy ou de l'enclos des Célestins, la source du Parc, ancienne source Brosson, de Mesdames, de Vaisse, d'Hauterive et Larbaud. Les huit premières sont naturelles, les six dernières ont été obtenues depuis peu par des forages artésiens (1).

Les sources de Vichy même *(vicus callidus)*, d'après une de ses étymologies, sont toutes thermales, et seulement les sources naturelles.

La source la plus abondante, le *Puits-Carré,* uniquement employé pour les bains et les douches, nous a donné 45° (M. Bouquet ne lui en attribue que 44), et le *Puits-Chomel* 44. La *Grande-Grille,* qui ne nous avait jamais offert que 31-32°, s'est élevée, par suite de travaux qui en ont considérablement augmenté le volume, à 41°, retrouvant ainsi, par une circonstance inattendue, la température qu'elle avait présentée, il y a environ un siècle, à Lassone. L'*Hôpital* est à 30°,8 ; la source *Lucas* à 29°,2. Le *Puits-Lardy* à 23°,6 et la source du Parc 22°,5 ; le puits intermittent de *Vaisse,* 27°,8. Ces dernières sources, les plus chaudes de tous les forages artésiens, possèdent, on le voit, une thermalité relative.

Les eaux de Vichy renferment, comme toutes celles de ce genre, des principes volatils et des principes fixes.

Les principes volatils sont, M. Bouquet n'y ayant retrouvé ni oxigène ni azote, l'acide carbonique et l'hydrogène sulfuré. Les autres ne doivent même être considérées comme fixes que dans de certaines limites.

Une partie de l'acide carbonique, en excès dans l'eau minérale, se dégage dès que celle-ci apparaît à la surface

---

(1) Les sources suivantes ne coulent pas à Vichy même; nous en indiquerons la distance approximative :

Source de *Mesdames,* à trois kilomètres de Vichy;

Source de *Vaisse* (intermittente), à un kilomètre ;

Source d'*Hauterive,* à cinq kilomètres ;

Source de *Saint-Yorre,* à six kilomètres ;

Source *Larbaud,* à un kilomètre.

du sol ; sans doute même l'existence de cet acide carbonique libre n'est-elle pas étrangère aux phénomènes de
migration et de combinaisons que ces eaux peuvent avoir à
subir au sein de la terre. C'est le bouillonnement de ce gaz
qui, joint à la sensation de chaleur que procure une eau
à 45°, émerveillait madame de Sévigné, laquelle voyait
une rose trempée dans la source minérale, conserver sa
fraîcheur, alors qu'elle se flétrissait dans l'eau bouillante.
Une fois l'excès de ce gaz disparu, au bout de peu d'instants, et nous verrons plus loin que cette première modification de l'eau minérale n'est pas sans importance, on
n'aperçoit plus que quelques bulles très-fines se détacher
du fond du verre. Mais l'eau conservée même à l'abri du
contact de l'air, il arrive par le refroidissement et par un
phénomène de décomposition spontanée, qu'une autre
partie de gaz, non plus libre comme la première, mais com-
binée avec les principes fixes, s'en sépare, et les moins
solubles de ces derniers, le fer en particulier, se préci-
pitent et se déposent sur les parois du récipient. Aussi les
eaux qui sortent du sol refroidies, se conservent-elles mieux
que toutes les autres ; aussi chaque jour ajoute-t-il à l'altération des eaux transportées.

Nous avons parlé d'hydrogène sulfuré parmi les principes
volatils des eaux de Vichy. Les analyses chimiques n'en
parlent pas, parce que ce gaz y existe en trop faible quantité pour y être apprécié, ou plutôt encore parce qu'il
n'existe plus dans les eaux transportées ; mais au sortir de
terre, les sources en renferment. L'odorat ne peut s'y
tromper, et M. Chevallier en a parfaitement reconnu l'existence. Les réactifs le décèlent cependant. Les gaz de la
source du *Puits-Carré* noircissent en quelques heures une
solution d'acétate de plomb, et M. Baudrimont a constaté,
après Prunelle, l'existence de la *sulfuraire* autour de la
source *Lucas*. Certaines sources des environs de Vichy

exhalent à un degré plus prononcé encore l'odeur d'œufs couvés ; la source d'*Hauterive* et la source de *Mesdames*, et la source *Intermittente* encore, qui tous les trois quarts d'heure vient, sur l'autre rive de l'Allier, jaillir en une nappe abondante mais passagère.

Cependant ce sont surtout les principes fixes qui constituent la spécialité chimique des eaux de Vichy, et d'abord le bicarbonate de soude, 5 grammes environ par litre, d'après les analyses de Lonchamp, et les analyses plus récentes de M. O. Henri, de M. Lefort et de M. Bouquet.

C'est à cette prédominance du bicarbonate de soude qu'est due la médecine chimique qui a si longtemps fleuri à Vichy, en dépit des préceptes sensés et des règles d'exactitude qui dirigent ailleurs la thérapeutique contemporaine, et en dépit aussi des lumières que la chimie organique est venue répandre sur les obscurs phénomènes dont l'organisme est le théâtre. Séduit par la simplicité apparente, mais décevante, de quelques expériences de laboratoire qu'on s'est plu à reproduire en pensée dans le sein de nos organes, on n'a plus aperçu dans l'eau de Vichy que le bicarbonate de soude, qu'une solution alcaline, et l'on a appelé la médication par les eaux de Vichy une médication *fluidifiante* ou *dissolvante*.

Si l'on attachait toujours aux mots, qui ont pourtant été imaginés pour cela, toute la signification qu'ils comportent, il y aurait là de quoi faire fuir Vichy aux dix-neuf vingtièmes des malades qu'y attire l'espoir légitime d'y rétablir leur santé.

Il y a à Vichy un hôpital militaire qui reçoit à peu près exclusivement, officiers ou soldats, des malades provenant de notre armée d'Afrique. Les uns, après un court séjour qu'ils n'ont pu prolonger dans un tel climat sans en ressentir l'atteinte meurtrière, les autres, après un long temps qui n'a pas suffi à les acclimater, apportent ici les résultats de

ce qu'on a appelé *cachexie africaine*. Diarrhée ou dyssenterie, engorgement du foie ou de la rate, fièvres intermittentes ou actuelles ou passées, ces conditions pathologiques
diverses laissent chez la plupart des traits identiques :
teinte plombée de la face ou ictérique, bouffisure, anémie,
enfin une apparence cachectique prononcée.

Qu'y a-t-il à *dissoudre* chez ces malades ?

Un tiers environ des malades, que des diverses parties de
la France les médecins envoient à Vichy, sont affectés de
dyspepsie, de gastralgie ou d'entérite chronique.

Qu'y a-t-il à *fluidifier* chez eux ?

Laissons donc là ces mots dépourvus de sens ou plutôt
pourvus de contre-sens, et poursuivons.

L'analyse, devenue classique, de Lonchamp, donne, sur
un litre d'eau de la *Grande-Grille*, environ 5 gr. de carbonate de soude, et 1,50 gr. d'autres éléments ; ces derniers
sont : le muriate et le sulfate de soude, environ 1/2 gr.
chacun, puis des carbonates de chaux, de magnésie, de la
silice et des traces d'oxyde de fer.

A quoi servent tous ces principes divers et chacun
d'entre eux ? Ils servent à faire de l'eau de Vichy. Et encore, réunissez dans une bouteille tous ces éléments, et
parvenez à les dissoudre dans de semblables proportions,
vous n'aurez pas de l'eau de Vichy ; dussiez-vous y ajouter
l'arsenic qui y existe en assez grande proportion pour que
les eaux de Vichy soient rangées parmi les plus arsenicales
que l'on connaisse, l'iode, que l'on a eu plus de peine à y
retrouver, la strontiane, le brome et l'alumine que M. O.
Henri y avait annoncés, mais qui se sont dissimulés à d'autres
chimistes, le rhubidium et le cœsium que les belles analyses spectrales de M. Grandeau ont fait découvrir dans
ces eaux, et que cet habile chimiste a su en extraire en
proportions considérables.

Il y a longtemps, du reste, que Chaptal a fait le procès

de toutes les eaux minérales artificielles. Mais si les eaux minérales naturelles n'agissaient qu'en vertu de principes dominants et opérant en vertu de procédés chimiques connus, ce seraient précisément les eaux minérales artificielles qui l'emporteraient.

Avouons donc notre ignorance lorsqu'il s'agit d'apprécier le mode d'action des eaux minérales dans le traitement des maladies chroniques. Reconnaissons que chacun des principes qu'y décèle l'analyse chimique y joue son rôle nécessaire. Tâchons sans doute de pénétrer le plus avant possible dans la recherche des rapports qui approprient la médication au malade : mais de cette étude pleine de doutes et d'incertitudes à une systématisation abolue, il y a encore tout un monde à parcourir. Ne transformons pas, par des hypothèses ingénieuses peut-être, des essais louables d'abord, en affirmations imprudentes et en doctrines impossibles. Il est un terrain, le seul sur lequel nous poursuivrons désormais ces études, c'est l'observation des modifications subies par l'organisme sain ou malade, sous l'influence de la médication employée : tel est, après tout, le seul guide possible, dans le choix et l'application du remède. Si quelque faveur a accueilli nos premières recherches sur les eaux minérales, c'est uniquement à leur simple cachet d'étude et d'observation clinique que nous l'avons dû, car dès que nous nous sommes hasardé, nous aussi, à pousser plus loin et à chercher à systématiser dans un sens différent des autres, nous avons dû reconnaître l'incertitude et l'insuffisance de notre point de départ.

Reprenons le cours de notre exposition.

Les noms des principales sources de Vichy se sont assez vulgarisés pour que nous puissions entrer dans quelques détails sur chacune d'elles : il n'est point de médecin qui ne connaisse, de nom au moins, les sources de la *Grande-Grille*, de l'*Hopital*, des *Célestins*, même les sources plus récentes de *Lardy* et d'*Hauterive*. Le lecteur pourra donc suivre avec intérêt ce que nous aurons à en dire. Nous allons du reste, en ce moment, passer rapidement sur leur sujet : nous y reviendrons prochainement plus au long en parlant de leur mode d'administration aux malades.

La division que nous avions proposée, comme la plus naturelle et la plus pratique, de ces différentes sources, est la suivante : sources simplement alcalines, sources alcalines et ferrugineuses, sources alcalines et sulfureuses. La faible proportion d'hydrogène sulfuré qu'exhalent ces sources mérite-t-elle réellement cette dernière dénomination ? Mais nous ne faisons allusion ici qu'à des qualités relatives.

Les sources simplement alcalines sont celles de l'*Hôpital* et de la *Grande-Grille*, thermales, et celle des·Célestins, froide.

Entre l'Hôpital et la Grande-Grille, l'analyse comparative des principes minéralisateurs n'établit aucune différence ou si peu que nous n'en exprimerons pas ici ces chiffres ; un peu plus de soude et de chaux dans la première que dans la seconde, quelques milligrammes, ceci ne nous apprend rien. La différence de leur température ne dépassait pas 4°, lorsque, par suite des travaux récents de captage qui y ont été opérés sous la direction de M. François, la température de la *Grande-Grille* s'est élevée à plus de 10° au-dessus de celle de l'Hôpital. On ne saurait dire que ses propriétés thérapeutiques en soient très-notablement modifiées. Cependant, il est des maladies, il est des constitutions aussi, auxquelles une eau aussi chaude cesse d'être convenablement applicable ; il y a d'autres circonstances où il est au contraire avantageux de rencontrer une semblable température. Cependant nous verrons plus loin que l'une et l'autre ont des applications propres, et dans lesquelles elles ne sauraient, pour beaucoup de cas au moins, se remplacer mutuellement. Voici la différence la plus notable que nous constations : c'est que l'eau de l'*Hôpital* contient une quantité beaucoup plus considérable de matière organique. On sait qu'il n'est pas aisé de doser cette dernière ; aussi nous contentons-nous d'énoncer le fait.

Nous ajouterons seulement que l'eau de l'*Hôpital*, autrefois beaucoup plus abondante que l'autre, fournit à un établissement spécial de bains dont nous parlerons plus loin, et que l'eau de la *Grande-Grille*, récemment accrue du reste, est celle qui, jusqu'à ces dernières années, nous dirons ailleurs pourquoi, fournit la majeure partie de l'eau de Vichy bue à distance. L'eau de Vichy transportée, et sans désignation de source, c'est l'eau de la *Grande-Grille*.

L'eau des *Célestins* est froide, piquante, agréable au goût, et paraît contenir un peu plus de principes minéralisateurs que celle de la *Grande-Grille* et du *Puits-Carré*, mais un peu moins que les sources du *Parc*, d'*Hauterive* et de l'*Enclos des Célestins* (Bouquet). Cela porte, du reste, sur d'assez faibles proportions pour qu'on n'y attache pas une grande importance. Cette source, dont les dépôts prodigieux ont soulevé de vastes rochers au-dessus du faible jet qu'elle nous offre aujourd'hui, est de beaucoup la moins abondante des sources de Vichy, et semble menacer de disparaître, ce qui, vu le peu d'eau qu'elle fournit, ne serait pas une grande perte, la nouvelle source des *Célestins* la remplaçant avec avantage.

Les sources ferrugineuses viennent ensuite : elles sont froides ou à peu près; c'est la source de *Mesdames*, la source *Lardy* et la source d'*Hauterive*. La source de *Mesdames*, amenée de 3 kilomètres sans aucune altération, et la source *Lardy* sont à Vichy même.

M. Bouquet en a trouvé 12 milligrammes (de protoxyde) par litre d'eau, dans la première, 13 dans la source *Lardy*, 2 seulement dans les autres sources.

La source d'*Hauterive* est moins ferrugineuse que les précédentes, et la saveur d'encre y est moins prononcée (8 milligr. de protoxyde de fer par litre d'eau), mais elle renferme la proportion la plus élevée d'acide carbonique. Nous y reviendrons plus loin en parlant du choix à faire de l'eau de Vichy transportée. *Hauterive* est, à proprement parler, une source de Vichy, bien qu'elle en soit distante d'environ 5 kilomètres. Nous ferons remarquer que les seules sources de Vichy qui méritent le nom de ferrugineuses sont dues à des forages artésiens.

Les sources dites sulfureuses sont : la source *du Parc* et le *Puits-Chomel*.

Toutes ces sources sont faiblement, mais sensiblement hydrosulfurées. Une autre, la source *Lucas*, qui n'est plus utilisée que pour les bains, prenait, au temps où l'on nommait chaque chose par son nom, la dénomination de *source des Galeux*. Cette dénomination quelque peu brutale a sans doute une signification pratique; cependant nous dirons plus loin que nous n'avons pas, pour nous même du moins, de raison de croire qu'on puisse tirer un grand parti de cette spécialité.

La source du *Parc* et le *Puits-Chomel* présentent des applications assez particulières, dont nous parlerons plus loin.

On trouvera, à la fin de ce volume, les tableaux analytiques de M. Bouquet. Ces tableaux nous paraissent devoir être désormais substitués à ceux de Lonchamps, considérés, jusqu'ici, à juste titre du reste, comme classiques.

LETTRE IV.

―――――

L'ÉTABLISSEMENT THERMAL.

L'ancien établissement thermal de Vichy et le nouveau. — Jaugeage
des sources. — Bains et douches. — Ce qu'il reste à faire à Vichy.
— La source d'*Hauterive* et la nouvelle source des *Célestins*. —
Piscines et bains de vapeur.

L'établissement thermal de Vichy avait été construit en
1829, dans la prévision d'avoir à fournir de 45 à 50,000 bains
par saison, au maximum. En 1833, on n'en donnait encore
que 19,000 ; ce nombre avait atteint 71,000 en 1850, et dépassé 100,000 en 1853.

La progression a continué, et l'on a donné 199,196 bains
et 23,521 douches en 1863, 194,065 bains et 21,532 douches
en 1864.

Il ne sera pas sans intérêt de jeter un coup d'œil sur
l'installation qui permet de suffire à de telles exigences.

Il n'existait, en 1853, que 92 baignoires au grand établissement, 25 à l'hôpital, et 3 piscines, dont 2, exclusivement
consacrées à l'assistance, pouvaient recevoir de 25 à 30
malades chacune, et la troisième de 12 à 15 seulement.
C'est avec ce matériel insuffisant qu'il avait fallu donner
jusqu'a 1,600 bains dans une journée.

Dans la saison de 1854, l'établissement thermal avait pu
disposer de :

2.

172 baignoires au grand établissement;
  32 à l'hôpital;
  24 consacrées à l'assistance, dont le service est désormais séparé.
   ――――
  228

Ce chiffre, à raison de 9 bains par jour, entre cinq heures du matin et six heures du soir, permettrait de donner 2,052 bains par jour.

L'installation actuelle comprend :

	Baignoires.	Douches ascendantes.	Douches.
A l'Hôpital	33	4	2
Au grand établissement :			
1re classe . . .	98	4	10
2e classe . . .	187	8	12
3e classe . . .	24	2	2
	342	18	26

Il faut ajouter la piscine de l'hôpital, dans laquelle environ trente personnes peuvent successivement se baigner chaque jour. Chaque cabinet pour femme est en outre muni d'appareils pour douches vaginales.

Voici de quelles ressources en eau minérale dispose l'établissement thermal, pour alimenter un nombre aussi considérable de baignoires et d'appareils de douches.

Il y a longtemps déjà, c'était en 1850, que j'avais eu l'occasion d'exprimer, devant l'Académie impériale de médecine, que ce n'était pas l'eau minérale qui faisait défaut à Vichy, mais bien (à cette époque) l'existence de moyens suffisants de captage et d'aménagement des eaux.

On arrivait à peine, à cette époque, à donner 1,500 bains par jour, pendant une semaine à peine, et l'on répétait volontiers que l'eau minérale faisait défaut à Vichy. Et, chose difficile à croire, j'ai vu, à cette époque, des médecins considérables « envoyer des malades à Ems, au lieu de Vichy, parce que l'eau minérale manquait à Vichy, » ce qui était aussi dépourvu de sens comme décision que comme prétexte.

Aujourd'hui, les sources de Vichy ne fournissent pas une plus grande quantité d'eau qu'il y a quinze ans : elles permettent de donner plus du double de bains et de douches dans une même journée. Il est vrai qu'elles ont été l'objet de remarquables travaux d'aménagement, dont je vais entretenir le lecteur.

Je reproduirai ici le jaugeage officiel des sources, tel qu'il a été obtenu par M. François, en 1853, et qu'il m'a été communiqué par cet habile ingénieur en chef des mines :

Grande-Grille. . . .	81,243	litres.
Puits-Carré	212,544	
Puits-Lucas	105,000	
Hôpital.	65,750	
Source du Parc . . .	50,000	
	514,537	litres.

Cette proportion d'eau minérale suffit pour alimenter le service de 2,600 bains environ par jour, avec un nombre proportionnel de douches ; mais il arrive que, dans le mois de juillet, pendant une durée de temps qui ne dépasse guère de deux à trois semaines, le nombre des bains quotidiens dépasse ce chiffre et atteint même jusqu'à 3,500.

Il fallait pourvoir à cette insuffisance. Pour cela, on a créé d'immenses citernes occluses, qui s'étendent sous toute la surface des bâtiments de la lingerie, de la forge et de l'exploitation des eaux, c'est-à-dire sur environ 112 mètres de longueur et 16 de largeur. Ces citernes, voûtées, construites en béton et enduites de ciment romain lisse, ont une hauteur moyenne de 3m 50 sous clé et contiennent environ 2,400 mètres cubes d'eau minérale ; construites en 1853, elles rappellent les magnifiques citernes antiques que l'on voit à Séville, à Philippeville ou à Carthage.

L'établissement thermal fonctionne tout l'hiver ; mais les machines à vapeur des bains ne commencent à s'allumer que vers le 5 ou le 10 mai ; à ce moment, toute l'eau minérale des sources se reçoit dans les citernes, où elle prend son niveau ; de là, elle est pompée et refoulée dans les réservoirs supérieurs de distribution ; le service emploie le nécessaire dans la journée, et le surplus est envoyé dans les *citernes occluses*, au moyen d'un tuyau d'écoulement.

L'entrée de ces dernières a été préalablement murée avec soin, de sorte qu'elles ne conservent d'autre communication avec l'extérieur qu'une issue ménagée, à la partie supérieure, à l'air, que chasse incessamment l'eau minérale introduite jusqu'à réplition complète des citernes.

C'est généralement du 5 au 10 juillet qu'on commence à utiliser ces réserves. Un simple robinet-vanne est à ouvrir, et l'eau vient alors se mettre, suivant les besoins, en communication avec les bâches de recette libres, dans lesquelles l'eau des sources se rend de son côté directement ; la vanne est refermée aussitôt que l'on a pris la quantité d'eau nécessaire pour l'excédant du service de chaque jour. Ces citernes se vident donc comme un siphon d'eau de Seltz ou l'étang de réserve d'un moulin. Un flotteur apparent dans la chambre des machines indique avec précision la hauteur de l'eau minérale dans les citernes.

Quelques établissements de bains secondaires ont été fondés par des particuliers, à Vichy même ou dans le voisinage, aux abords de sources minérales aussi importantes que les autres comme minéralisation, mais toutes froides ou à peine thermalisées. De semblables installations peuvent être fort utiles alors que la foule encombre Vichy, et il est fort à désirer qu'elles se multiplient et qu'elles prospèrent. Nous signalerons l'établissement de Cusset ; un autre a été installé tout récemment aux abords de la source Lardy : ce dernier offre une installation de bains d'eau douce très-confortable et qui rendra certainement de grands services. Il est fâcheux que le faible débit de la source Lardy, 7,000 litres par 24 heures (1), ne permette de dis-

(1) Jaugeage de M. François. (BOUQUET, *Histoire chimique des eaux minérales de Vichy*, etc., 1855, p. 33).

poser, en tenant compte de la boisson et de l'embouteillage, que d'une quantité d'eau suffisante seulement pour un très-petit nombre de bains minéraux.

Sous le rapport de l'installation balnéothérapique, douches et engins de toutes sortes, Vichy n'a aujourd'hui rien à envier aux établissements thermaux les plus considérables et les plus complets.

Il a été satisfait ainsi à des besoins que j'exprimais de la manière suivante, à une époque où cette station laissait encore beaucoup à désirer sous ce rapport.

On a trop vécu jusqu'ici sur cette idée que les eaux minérales constituaient de véritables médicaments spécifiques qu'il suffisait d'introduire, par une voie quelconque, dans l'économie, généralement en plus grande proportion possible, pour en obtenir les effets attendus.

Il est loin d'en être ainsi. On peut établir, comme fait général, que l'action des eaux minérales dépend en grande partie de leurs modes d'administration, et que plus on multiplie ces derniers, plus on ajoute à leurs propriétés thérapeutiques, plus on étend le champ des indications auxquelles les eaux peuvent satisfaire. Ceci est aussi vrai des eaux de Vichy, que leur composition chimique range au nombre des plus médicamenteuses, que de ces eaux salines dont le degré de saturation chimique paraît dépasser à peine celui de certaines eaux douces, et dont les propriétés thérapeutiques effectives semblent au premier abord devoir être artificiellement obtenues, plutôt qu'elles n'appartiendraient à la nature de l'eau thermale elle-même.

Pour nous donc, la valeur d'un établissement thermal se mesure surtout par la multiplicité des moyens mis à la disposition du médecin pour réaliser les indications qu'il poursuit. Ce n'est jamais sans étonnement que l'on considère le grand nombre d'affections morbides diverses qui trouvent dans l'emploi d'une même eau minérale des chances à peu près égales, ou de guérison, ou de ce degré d'amélioration qui, dans le plus grand nombre des maladies chroniques, est la seule guérison possible. Il ne faut pas que l'on s'imagine trouver toujours dans des conditions de diathèse, d'étiologie, de constitution physiologique, une explication à ce fait surprenant. Les malades auxquels les eaux de Vichy, par exemple, offrent les ressources les plus certaines et les plus étendues, ne nous offrent-ils pas les types les plus opposés, chez les graveleux à tempérament sanguin ou à constitution athlétique, les dyspeptiques, chez qui le système nerveux paraît avoir revêtu une prédominance exclusive, enfin chez les individus atteints d'affections du foie, et qui multiplient sous nos yeux toutes les formes du tempérament bilieux et de la constitution hépatique ?

Comment applique-t-on un traitement, en apparence identique, à tant de conditions diverses ? C'est en en modifiant le plus possible les modes d'application. La nature s'y est prêtée elle-même en fournissant, sur un espace restreint, le même médicament, sous une température froide, tiède ou élevée, ici chargé de matière organique, là combiné avec une quantité notable de fer, ailleurs dégageant une certaine proportion d'hydrogène sulfuré. A ces ressources variées offertes par la nature, l'art en a bien d'autres à ajouter : ainsi pour les bains, la durée, la température, la proportion d'eau minérale ; pour les douches, les infinies variétés de formes, d'intensité, de siége, etc., sous lesquelles elles peuvent être usitées, et qui toutes répondent à une indication spéciale, qui ne sera jamais indifférent de confondre avec une autre.

Il y a cependant encore une chose qui manque à Vichy, ce sont les piscines ; on y est toujours réduit à la petite piscine construite par Prunelle, *pour les dames.*

L'établissement thermal de Vichy ne sera complet que le jour où il renfermera une ou deux piscines natatoires.

LETTRE V.

USAGE INTERNE DES EAUX.

L'usage de l'eau minérale doit être formulé comme celui de tout autre médicament. — Les différents modes d'administration des eaux peuvent être très diversement tolérés par les malades. — Applications pratiques de chacune des sources de Vichy. — Aucune d'elles ne possèdent de propriétés spécifiques qui la distinguent des autres. — Des doses auxquelles il faut prendre les eaux.

Nous supposons qu'éclairé sur les deux principales sources d'indications qui peuvent déterminer l'emploi des eaux minérales, la composition chimique des eaux minérales elles-mêmes et les résultats généraux de l'expérience acquise, un médecin a conseillé l'administration du traitement thermal. Il n'a pas encore fait plus que s'il avait conseillé un traitement par les toniques, par les antispasmodiques, par les fondants. Il a donné une direction à suivre; il reste à formuler le traitement.

Ce mot *formuler* n'est guère usité en thérapeutique thermale. C'est un tort, et les médecins eux-mêmes croient trop généralement avoir tout dit quand ils ont prescrit à un malade d'aller prendre les eaux à Vichy ou ailleurs. Il est vrai qu'ils s'en rapportent pour les détails aux médecins qu'ils savent chargés de l'administration des eaux. Mais ils suppléent volontiers de loin à cette intervention par quelque vague indication: vous boirez de telle source. Et le malade n'a même pas toujours besoin d'encouragement pour se traiter à sa guise, et diriger lui-même son traitement. Ceci est matériellement possible, parce que les eaux minérales représentent un médicament ordinairement facile à tolérer dans d'assez larges limites, mais n'est guère plus raisonnable que s'il s'agissait de tout autre médication. Car si on les considère à titre d'agent thérapeutique actif, et si l'on admet qu'elles introduisent dans l'économie des principes considérables et doués de propriétés certaines, quelle que soit l'idée que l'on s'en fasse, on ne saurait disconvenir de l'importance qu'il doit y avoir à les administrer de telle ou telle manière.

Nous allons entrer dans quelques détails à ce sujet. On verra combien le mode d'administration des eaux de Vichy doit varier suivant les individus et suivant les maladies, et le lecteur y trouvera peut-être des renseignements utiles touchant les ressources qu'offre l'emploi de ces eaux, et par suite touchant leurs indications.

Lorsqu'un malade doit prendre les eaux de Vichy, il s'agit de déterminer d'abord s'il prendra ces eaux en boisson et en bains, ou seulement sous l'une de ces formes ; à quelle source et à quelle dose l'eau sera prise, et à quels moments de la journée ; s'il devra faire usage de douches ascendantes ou de douches à percussion ?

Nous allons suivre cet ordre dans l'exposé de ces différents modes d'administration du traitement ; mais on voit que la formule de ce traitement n'est pas déjà si simple.

La très-grande majorité des malades doit prendre l'eau

thermale à la fois en bains et en boisson. Mais il en est chez qui l'un ou l'autre de ces deux modes d'administration des eaux est formellement contre-indiqué.

Les bains de Vichy sont contre-indiqués à peu près dans les mêmes circonstances que les bains en général ; ainsi la disposition aux congestions ou aux affections cérébrales de toutes sortes, l'existence d'une maladie du cœur, et en général de toute espèce d'affection fonctionnelle ou organique des organes thoraciques, ne permettent guère d'user prudemment de ces bains, de ces bains surtout qui favorisent plus que d'autres la tendance aux congestions encéphaliques ou thoraciques. Nous en dirons autant des anasarques considérables, des ascites, sauf le cas où l'épanchement séreux est manifestement le symptôme d'un engorgement du foie ou d'une tumeur, et encore ne faut-il procéder alors qu'avec une grande réserve. Les femmes enceintes à qui on juge convenable de faire suivre un traitement thermal, ne sauraient encore prendre de bains, sans une grande surveillance. Il y a des goutteux qui demeurent incessamment ou pendant de longues périodes, sous l'imminence d'une attaque de goutte. Il y a des gouttes vagues, errantes, mobiles, toujours prêtes à se porter d'un point vers un autre, menaçant à la fois les jointures et les viscères. Nous redoutons dans les cas de ce genre l'usage des bains qui, par leur action sur la peau, la susceptibilité qu'ils y développent, la facilité avec laquelle ils déterminent quelquefois une fluxion vers les appareils profonds, les vicissitudes extérieures, etc., peuvent n'être pas sans de graves inconvénients.

D'un autre côté, il est des malades qui doivent se contenter de l'usage des bains. J'ai vu des personnes qui, sans que l'état de l'estomac pût en rendre aucunement compte, ne pouvaient tolérer en aucune façon l'eau de Vichy prise à

2

l'intérieur. Un jeune homme, qui avait déjà subi l'année précédente un traitement thermal pour des congestions hépatiques répétées, revint à Vichy beaucoup mieux portant, ayant seulement le système nerveux singulièrement surexcité et par sa nature et par de récents travaux. J'essayai successivement de toutes les sources ; il me fut impossible de lui faire supporter un quart de verre d'eau minérale pure ou coupée. Aussitôt survenaient des nausées, un tremblement général, puis la diarrhée. Ce qui se voit beaucoup plus souvent, ce sont des gastralgiques qui ne peuvent supporter l'eau minérale, sans redoublement des douleurs cardialgiques ; des dyspeptiques qui ne peuvent les digérer et chez qui elles occasionnent de la pesanteur, des renvois, enfin des signes d'indigestion. D'autres fois, sous l'influence apparente d'une constitution atmosphérique, une diarrhée glaireuse ou dyssentérique est rappelée par la moindre dose d'eau minérale. Mais c'est surtout dans les entérites et les diarrhées chroniques que l'usage interne des eaux de Vichy se trouve fréquemment contre-indiqué. Il faut, dans les cas de ce genre, savoir attendre ; l'efficacité des bains, dans ce dernier cas surtout, est souvent assez grande pour qu'au bout de quelques jours, peut-être seulement dans une seconde saison, les eaux puissent être supportées sous toutes les formes.

Mais dans l'immense majorité des cas, l'eau de Vichy bien administrée est tolérée convenablement. Il faut donc savoir de quelle source on fera choix.

Nous commençons par poser en fait qu'il est impossible, de l'examen physique ou chimique de chacune des sources de Vichy, de déduire aucune sorte d'indication relative au choix à faire dans leur application thérapeutique. Nous ne saurions faire d'exception que pour celles qui renferment

une proportion notable de fer ; car pour les principes essentiels aux eaux de Vichy, ils existent dans toutes les
sources, comme nous l'avons vu, en proportions sensiblement identiques ; et quant aux différences de température
elles ne sauraient par elles-mêmes fournir de données
très-importantes.

Chacune des sources de Vichy offre-t-elle des propriétés
particulières applicables à chacune des maladies que l'on
traite spécialement dans ces eaux ? Si l'on s'en rapportait
aux habitudes de la pratique, à Vichy, et à la réputation
particulière des différentes sources, on serait tenté de répondre affirmativement. C'est ainsi que la source de l'*Hôpital*
parait dévolue aux affections de l'estomac, celle de la *Grande-
Grille* aux maladies du foie, celle des *Célestins* à la goutte
et aux maladies des voies urinaires. Cette pratique a sans
doute sa raison d'être ; mais si on y attachait une idée de
spécificité proprement dite, de telle source pour tel ordre
d'affections, on se tromperait beaucoup. On doit avoir habituellement beaucoup plus égard, pour le choix de a source,
aux conditions générales du malade qu'à la nature de la
maladie. Seulement, comme la plupart des malades atteints
d'une même affection se présentent dans des conditions générales assez semblables, il en résulte des indications analogues pour la majorité d'entre eux. Les détails dans lesquels nous allons entrer feront aisément comprendre la part
qu'il faut faire, à ce sujet, à la nature de la maladie, à la
constitution, au tempérament, aux habitudes du malade.
Passons successivement chacune des sources en revue.

L'eau de l'*Hôpital* est la moins excitante de toutes celles
de Vichy. D'une température moyenne, d'une saveur douce,
un peu fade, légèrement nauséeuse, pour quelques personnes, elle ne détermine ordinairement pas de chaleur à

l'estomac, elle ne porte pas à la tête, mais elle se digère quelquefois avec un peu de difficulté.

Elle se trouve donc naturellement indiquée chez les individus affectés de dyspepsie, de gastralgie, d'entérite chronique, chez tous ceux enfin dont les organes digestifs affoiblis ou irritables réclament une médication locale aussi douce et aussi peu stimulante que possible. Elle n'est pas moins impérieusement indiquée, de quelque maladie qu'il s'agisse, chez les individus disposés aux congestions sanguines ou dont le système nerveux est vivement surexcité.

Mais on se lasse assez facilement de l'usage de cette source. Il arrive même souvent qu'elle ne semble pas stimuler l'estomac d'une manière suffisante; alors elle paraît lourde, provoque des renvois, des nausées même. C'est à la proportion un peu considérable de matière organique qu'elle renferme que Prunelle attribuait la difficulté que l'on éprouve à la digérer. On la remplace quelquefois alors avantageusement par la *Grande-Grille,* mais surtout par le *Puits-Lardy* ou la *Source de Mesdames,* c'est-à-dire par des eaux ferrugineuses.

La *Grande-Grille* est plus chaude, plus sapide, plus stimulante, plus facilement et plus rapidement digérée que l'*Hôpital.* Elle a la réputation de convenir surtout dans les maladies du foie. Ce qu'il y a de certain, c'est que, sans raison connue et chimiquement appréciable, elle paraît plus active et plus énergique que celle de l'*Hôpital.* Elle sera donc naturellement préférée toutes les fois que les organes digestifs n'offriront pas de complications réclamant l'eau de l'*Hôpital,* ce qui arrive le plus souvent dans les engorgements simples du foie et les calculs biliaires. Mais aussi nous l'avons vue rappeler immédiatement tous les accidents de la dyspepsie chez les malades qui en avaient obtenu la disparition par l'usage de l'*Hôpital*.

L'eau de la *Grande-Grille* sera également préférée chez les individus mous, lymphatiques ou très-débilités, comme dans la cachexie paludéenne ou africaine en particulier, et souvent alors associée à quelque source ferrugineuse. Elle convient surtout merveilleusement aux suites des maladies d'Afrique, de la dyssenterie spécialement. Notre ami M. le docteur Finot, médecin principal, a fait, sur ce sujet, le traitement des suites de la dyssenterie africaine par l'eau de la *Grande-Grille*, des observations d'un haut intérêt dans un travail communiqué au ministre de la guerre et inséré dans les MÉMOIRES DE MÉDECINE MILITAIRE.

De ces diverses applications des sources de Vichy, il résulte une physionomie toute particulière de leurs abords, et fort curieuse à observer pour le médecin qui, ignorant de leurs propriétés, chercherait à les deviner sur l'apparence des malades qui les fréquentent.

Autour de l'*Hôpital*, dont le bassin circulaire, évasé contre toutes les règles de l'hydrologie minérale et recouvert d'une élégante coupole à jour, occupe le milieu d'une jolie place ombragée de platanes, affluent des malades, jeunes pour la plupart, maigres et pâles, à teint blafard et transparent, quelquefois terne et terreux; leur démarche, souvent pénible et chancelante, est celle des gens épuisés, à moins qu'une sorte de surexcitation nerveuse, d'activité artificielle ne les anime ; leur physionomie est inquiète et mobile. On rencontre là beaucoup de jeunes femmes élégantes, des hommes portant sur leurs traits l'empreinte des veilles et du travail, comme les premières du monde et des plaisirs ; la plupart des malades de l'Hôpital civil sont là, traînant une apparence languissante et cachectique. Il est facile de reconnaître, sur ces diverses physionomies, le cachet des maladies de l'appareil digestif; elles seules impriment un pareil caractère d'épuisement et d'énervation.

Autour de la *Grande-Grille*, la physionomie est toute autre ; on se croirait transporté au milieu d'une population différente. Ce sont pour la plupart des gens d'un âge mûr; ils se promènent gravement sous les voûtes du vieux Vichy, du *Bâtiment du Roi*, dont les vieilles pierres se retrouvent encore à cet angle du moderne établissement thermal. Les physionomies ont l'aspect méditatif et concentré, sombre souvent, des maladies de l'appareil hépathique. Les teints reflètent toutes les nuances possibles de l'ictère, depuis la teinte citrine jusqu'au vert bronze le plus foncé. Le bistre du soleil d'Algérie et les teintes blafardes de la cachexie africaine que promènent les malades de l'hôpital militaire impriment encore à ce coin de Vichy un caractère tout particulier. Ici le nom des maladies est inscrit sur les figures et facilite le diagnostic.

Parlons des *Célestins*. C'est, dit-on, la source des goutteux et des graveleux. Pourquoi ? Les raisons de cette réputation de spécificité ne sont pas toutes médicales. Située à une certaine distance de l'établissement thermal et des sources qui s'y groupent, la source des *Célestins* coule au bord de l'Allier, au pied d'un rocher perpendiculaire. Une rotonde couverte en chaume abrite le buveur d'eau; près de là, un billard, un petit salon de conversation ; devant lui l'autre rive de l'Allier, toute verdoyante ; à droite, le pont de Vichy, pittoresque comme tous les ponts dans la campagne ; à gauche, des montagnes vertes, bleues, azurées, suivant qu'elles s'étagent à l'horizon. Là les graveleux et les goutteux surtout vont, par une habitude promptement devenue traditionnelle, s'installer le matin ; ils y trouvent cigares, journal et d'ailleurs nombreuse compagnie d'hommes à peu près exclusivement, et boivent, nous dirons tout à l'heure comment. L'agrément du lieu, la fraîcheur, le goût piquant, agréable de l'eau, une réunion de malades qui, par exception, n'engendrent pas la mélancolie, de malades portant la plupart tous les attributs de la plus brillante santé, tout cela sans doute entre pour beaucoup dans le rapport étroit qui s'est établi entre la goutte, la gravelle et la source des *Célestins*. Pour la plupart de ces malades, les *Célestins* seuls sont Vichy, et il est fort difficile de leur persuader qu'en faisant usage des eaux de l'*Hôpital* ou de la *Grande-Grille*, ils suivent réellement un traitement thermal. Il est certainement tout naturel que la source des *Célestins* attire, comme les autres sources, une certaine spécialité de malades. Indépendamment des agréments du lieu et de l'excellence de l'eau, il nous a paru que ces eaux agissaient un peu plus directement que les autres sur l'appareil urinaire, ce qui les contre-indique précisément dans beaucoup de maladies de ces appareils.

Mais l'eau des *Célestins* est éminemment stimulante, et porte surtout son action excitante sur deux points, les organes urinaires et le cerveau. Elle n'offre donc aucun inconvénient dans les gravelles sans douleur et sans irritation rénale ou vésicale. Mais pour peu qu'il existe des douleurs un peu vives vers la région lombaire, et quelque disposition à la néphrite, ou de la sensibilité vers le col de la vessie, on est exposé à voir son usage exaspérer ces symptômes, déterminer des accidents de néphrite, de cystite, des hématuries, et forcer de suspendre et de cesser les eaux (1); c'est surtout dans les cas de cystite chronique, de catarrhe de

(1) L'eau des *Célestins*, écrivait Prunelle, fait souvent disparaître les coliques néphrétiques ; mais plus souvent elle les ramène.

vessie, de névrose vésicale, que nous n'avons presque jamais commencé le traitement par l'eau des *Célestins* sans avoir à le regretter. Mais lorsque, suivant les circonstances, on a mis en usage les eaux de l'*Hôpital,* de la *Grande-Grille* ou du *Puits-Lardy,* toujours à faible dose dans ces dernières affections, on peut alors, avec plus d'avantage et de sécurité, recourir à l'eau des *Célestins.*

Mais ce qui est plus important, encore c'est la facilité avec laquelle l'usage de cette source peut développer et favoriser la disposition aux congestions cérébrales. Nous pourrions citer beaucoup d'exemples à ce sujet.

Un des savants les plus distingués de l'Angleterre vint à Vichy, il y a cinq ans, atteint de ce que les Anglais appellent *gouting dyspepsy,* c'est-à-dire goutte vague, chronique, sans accès déterminés, avec légère déformation des doigts, sédiment urique abondant dans l'urine, et enfin un certain degré de dyspepsie. Sir R.... avait la face colorée, finement injectée, se plaignait souvent de céphalalgie et d'étourdissements. Lui-même refusa de faire usage de bains, à cause de la facilité avec laquelle le sang lui portait à la tête. Je lui prescrivis l'eau de l'*Hôpital* à dose modérée; mais se sentant goutteux, il lui fallait les *Célestins,* et ses instances furent telles qu'au bout de dix à douze jours, je lui en permis un verre, avec autorisation d'en prendre un second au bout de quelques jours. Dès le lendemain il en but trois. Un instant après ce troisième verre, il rentrait chez lui, chancelant comme un homme ivre, pris de vertiges, d'étourdissements, obligé de s'appuyer sur un bras, le teint animé, les conjectives injectées, les pieds froids. Du repos, des sinapismes, de l'eau de Sedlitz dissipèrent ces signes de congestion cérébrale. Quelques jours après, je lui conseillai de retourner à la fontaine de l'*Hôpital;* mais par une obstination assez commune, il alla boire un verre d'eau aux *Célestins*, un seul, et les mêmes accidents se reproduisirent. Faut-il ajouter que depuis lors il voulut bien s'en tenir à ma prescription première.

Une pareille susceptibilité n'est sans doute pas ordinaire, cependant de tels exemples montrent combien il faut s'observer dans ces traitements en apparence si faciles. Un autre monsieur de Paris, gras, mais d'une faible constitution, et ayant les organes digestifs dans un état d'atonie prononcée, vint à Vichy pour une goutte régulière, dont il ne portait pas les traces actuelles, et une gravelle d'acide urique considérable, rendant des graviers volumineux. Il crut pouvoir se passer de médecin, et s'en alla tout naturellement aux *Célestins*, boire de cinq à six verres par jour, sans prendre de bains. Aussitôt survinrent de la céphalalgie et des étourdissements, qui ne firent qu'augmenter, pendant six jours qu'il suivit ce régime. Il vint alors me trouver, prêt à quitter Vichy. Je lui prescrivis, après quelques jours de repos, de l'eau de l'*Hôpital* et des bains. Rien de semblable ne se reproduisit plus. Du reste, les résultats du traitement on été entièrement favorables dans le premier cas, et si, dans le second, la santé générale ne s'est pas améliorée, la gravelle a disparu, et la goutte a été fort atténuée. Il y a cinq ans de cela, et je n'ai pas perdu de vue ces deux malades.

J'ajouterai que le nombre des cas où, pour des raisons de ce genre ou d'autres, j'ai vu des goutteux ou des graveleux suivré leur traitement à d'autres sources qu'aux *Célestins*, ou ne faire qu'un usage très-restreint de cette dernière, est considérable, et que je n'ai aperçu aucune différence dans les résultats obtenus.

Les eaux d'*Hauterive* seraient certainement les plus pro-

2.

pres à suppléer celle des *Célestins*, alors que celle-ci ne peut être utilisée. Malgré une plus forte proportion et de gaz et de principes fixes, nous n'avons jamais vu résulter de leur usage d'accidents analogues à ceux que nous avons précédemment signalés. En outre elles sont merveilleusement digestives, si je puis ainsi dire, c'est-à-dire que dans les conditions organiques les plus variées elles se trouvent parfaitement tolérées, alors que les autres sources sont difficilement supportées, ou ne produisent que des résultats peu satisfaisants. Elles ne présentent donc pas précisément d'applications spéciales parmi les différentes sources de Vichy, mais elles sont beaucoup plus généralement applicables qu'aucune d'elles aux différents genres ou individualités pathologiques qui se rassemblent ici, et réunissent ainsi, pas excellence, les propriétés et les applications thérapeutiques de l'eau de Vichy.

Je n'insisterai pas sur le part spécial que l'on peut tirer de la *source Lardy* ou de la *source de Mesdames*. Ces sources ferrugineuses sont surtout utiles aux enfants, aux femmes, à la suite de fièvres intermittentes, enfin dans tous les cas où les ferrugineux peuvent être indiqués. Elles conviennent presque toujours dans les dyspepsies, alors même qu'il ne paraît pas exister d'indication spéciale des ferrugineux.

Un mot encore sur la source *Chomel*, dont nous avons indiqué précédemment la température élevée et les propriétés spéciales. Cette eau renferme un peu d'hydrogène sulfuré (*eau sulfureuse accidentelle*) qu'elle perd promptement, mais que l'on y rencontre si on la boit dès qu'elle est puisée. Cette source est peut-être moins excitante encore que celle de l'*Hôpital* aussi convient-elle aux personnes très-délicates, très-susceptibles, à celles surtout dont l'appareil respiratoire présente quelque complication qui n'ait pas paru contre-indiquer formellement le traitement thermal; ainsi enrouement, toux, dyspnée, palpitations, imminence de tubercules, catarrhes, etc.

Nous venons d'ébaucher rapidement et très-incomplétement l'histoire pratique de chacune de ces sources. On doit cependant se faire une idée de la manière dont le médecin de Vichy peut être guidé dans le choix de l'eau spéciale à prescrire. Mais si nous voulions ajouter ici le chapitre des idiosyncrasies, nous n'en verrions pas la fin. Ici comme dans toutes les thérapeutiques, il est des individus qui ressentent les effets des remèdes a l'inverse des autres. Il faut savoir ne pas résister à ces individualités. Et puis on rencontre d s cas difficiles de vomissements, de névrose abdominale, d'atonie générale, etc., où l'on arrive très-difficilement à formul r le traitement le plus convenable. Il faut tâtonn r, essayer, et souvent alors on se trouve fort embarrassé pour choisir entre ces eux alternatives : abandonner un traitement dont les effets ne paraissent pas devoir justifier les prévisions, ou bien insister sur de nouvelles combinaisons, pour essayer d'en tirer enfin quelque parti favorable.

Après avoir choisi la source, il faut indiquer la quantité d'eau à boire. Ceci est moins difficile, mais non moins important. Nous rencontrons à ce sujet des pratiques fort différentes. Les eaux de Vichy se prenaient, il y a quelques années, à des doses très-élevées. On procédait habituellement par huit ou dix verres par jour; de quinze à vingt étaient les doses habituelles; on atteignait quelquefois la trentaine, et des chiffres fabuleux pourraient encore être cités. Nous croyons que ces derniers excès n'ont jamais été consentis par aucun médecin, mais ils trouvent une sorte d'encouragement dans la libéralité des prescriptions médicales. Aujourd'hui encore, de douze à quinze verres et même de vingt à vingt-cinq par jour, sont journellement absorbés par des goutteux. Un verre d'eau à Vichy représente en moyenne 250 grammes; douze verres, trois litres ou 15 grammes de bicarbonate de soude ; vingt-quatre verres, six litres ou 30 grammes de ce sel.

Le moindre inconvénient de ces doses élevées serait d'être inutiles, car de pareilles proportions de substances minérales ne sauraient être introduites impunément dans l'économie, si elles ne devaient rencontrer des voies naturelles d'élimination. Aussi, même dans les cas d'abus le plus flagrant, n'observe-t-on guère à Vichy, ou à la suite du traitement de Vichy, de ces phénomènes de *cachexie alcaline* que Cullen avait signalés, et que Magendie et M. Trousseau ont rencontrés. Mais ces doses, trop élevées, fatiguent les voies digestives, l'appareil urinaire, y développent de l'irritation, exagèrent les symptômes des maladies existantes, disposent aux hypérémies actives, surexcitent à un haut degré le système nerveux cérébral et sympathique, et souvent occasionnent des accidents fébriles.

Si, à une époque qui n'est pas encore très-éloignée, les eaux de Vichy étaient méthodiquement prescrites à doses élevées, par suite des doctrines déplorables qui régnaient alors, et dont la pratique se ressentait de la manière la plus fâcheuse, on paraît aujourd'hui disposé à mettre en honneur, d'une façon non moins méthodique, les *petites doses;* et peu s'en faut qu'on administre les Eaux de Vichy comme les Eaux-Bonnes, par cuillerées. Cette nouvelle manière de procéder est en apparence assez innocente ; mais ce n'est pas non plus sans de sérieux inconvénients que l'on réduirait à une pratique insignifiante une médication à laquelle il convient souvent d'imprimer une réelle activité.

Du reste dans aucun cas, l'usage des grandes ou petites

doses ne saurait être érigé en système. Il est entièrement
subordonné aux indications personnelles, lesquelles se dé-
duisent ou de l'état des organes, ou du système auquel on
adresse la médication, ou de l'objet que celle-ci est destinée à remplir.

Si l'on a affaire à un estomac gastralgique et douloureux,
il faut bien introduire l'eau minérale en très-faible proportion, car l'organe qui la reçoit directement se révolte aussitôt contre une dose excédant le moins du monde ce qu'il
peut supporter. Si l'on a affaire à un organisme affaibli, sans
réaction, il faut encore administrer les eaux à petite dose,
car le système, inhabile à réagir vis-à-vis les principes minéralisateurs introduits, subirait de leur part une action
plutôt toxique que médicamenteuse, et je ne doute pas que
ce ne soit dans des cas de ce genre que M. Magendie
et M. Trousseau ont trouvé de ces exemples de cachexie
alcaline, véritables empoisonnements, dont bien d'autres
observateurs ont rencontré des exemples. Mais la médication elle-même n'est pas responsable des erreurs des médecins, ni des sottises des malades. Il en est des Eaux de
Vichy comme de la saignée, de l'émétique et de tant
d'autres choses : utiles ou nuisibles suivant la manière dont
on s'en sert.

Maintenant, s'il s'agit de modifier profondément l'organisme, en exerçant une action *altérante*, ce qui veut dire
propre à changer la manière d'être de l'organisme ; — lorsque les organes qui reçoivent le plus directement l'action
médicamenteuse sont sains ou peu malades, — lorsque
l'organisme est actif en réagissant ; — ainsi dans la plupart
des gravelles uriques, dans *certains* diabètes, dans un grand
nombre d'engorgements du foie, dans quelques gouttes
mêmes, on peut et l'on doit même employer les eaux à

haute dose, sous peine de n'obtenir que des résultats incomplets, ou, ce qui serait pire encore, de commencer,
dans l'économie, un travail modificateur qui, faute d'être
amené à une solution complète, aboutirait à une action
pertubatrice nuisible.

Maintenant, qu'est-ce qu'une dose élevée? Qu'est-ce
qu'une dose faible? On ne saurait le préciser par avance.
Tout cela est relatif, et ne relève que de l'intervention
médicale, éclairée par l'expérience et le jugement.

Seulement on voit combien cette question de dose est
délicate. Elle est bien autrement importante encore que
celle du choix des sources. C'est d'elle que dépend entièrement l'issue du traitement. Elle n'est pas subordonnée aux
indications que le diagnostic autorise à formuler d'avance,
mais elle l'est surtout à la manière dont l'organisme est
influencé par le traitement; c'est-à-dire qu'elle réclame une
direction aussi attentive que tout autre espèce de traitement, et que les médecins qui croient pouvoir formuler
d'avance le traitement qui devra être suivi à Vichy, sont
assurés de commettre fréquemment, à ce sujet, des erreurs
très-préjudiciables à leurs malades.

LETTRE VI.

LES BAINS ET LES DOUCHES

Importance du traitement externe, constitué par les bains et les douches.
— De la composition des bains de Vichy et de la nécessité de les
étendre avec l'eau douce. — De la durée des bains. — Des douches
et de leur mode d'action. — Douches résolutives ; douches révulsives.
— Douches ascendantes et leur indication.

Après avoir parlé de l'usage des eaux de Vichy en boisson, et après avoir exposé les points les plus essentiels de
leur mode d'administration sous cette forme, nous devons
nous occuper du traitement thermal externe, c'est-à-dire
de l'administration des bains et des douches.

Nous ne saurions trop insister, en commençant, sur l'importance de cette partie du traitement thermal, et sur les
ressources que la thérapeutique peut tirer du maniement

intelligent et méthodique d'un agent qui, comme tous les autres, doit surtout ses vertus à la manière dont on l'emploie.

« Ce qui s'est pratiqué autrefois et aujourd'hui à Carlsbad, Tœplitz, etc., dit un auteur dont nous ne saurions trop recommander la lecture aux médecins des eaux minérales, fournit à tout instant un exemple frappant des modifications que produisent, dans les effets des mêmes eaux, la méthode de leur emploi, les appareils et le plus ou moins de perfection des établissements, nous prouvant de plus que, pour connaître les eaux d'un endroit et savoir l'effet qu'on peut en attendre sur un malade, il ne suffit pas d'étudier la propriété des sources, mais qu'il est encore quelquefois d'une importance majeure de voir de près et d'en approcher les établissements (1). »

Nous avons déjà dit quelques mots, dans la lettre précédente, de l'usage général que l'on fait des bains à Vichy et des contre-indications qui se présentent quelquefois à leur usage. Le complément habituel d'un traitement à Vichy est, en effet, un bain quotidien d'une heure, à température moyenne de 31 à 34° c., avec l'eau minérale mélangée par moitié à l'eau douce.

Ces bains déterminent en général un sentiment de bien-être et de force qui les fait vivement apprécier par la plupart des malades. Mais il faut souvent passer d'abord par un état de fatigue ou de courbature qui accompagne les premiers bains, pour se reproduire plus tard, après vingt, trente, quarante, suivant le cas, et qui rend nécessaire alors de les suspendre, ou indique la convenance de cesser

_____

(1) A. Vogler, conseiller supérieur de médecine à Bad-Ems. DE L'USAGE DES EAUX MINÉRALES, ET EN PARTICULIER DE CELLES D'EMS. Francfort-sur-le-Mein, 1841.

le traitement. Cette action positivement *tonique* des bains
de Vichy est fort digne de remarque, chez des individus dont
aucun ne supporterait huit ou dix bains d'eau douce de
suite sans tomber dans un état profond de faiblesse et de
langueur, dont quelques-uns même ne peuvent tolérer ces
derniers en aucune façon.

Les deux points importants de la pratique du bain de
Vichy sont : la composition et la durée du bain.

La composition ordinaire des bains est de moitié d'eau
minérale et moitié d'eau douce. Cette proportion, considérée comme terme moyen, est certainement la plus convenable. Il est difficile, quand on ne l'a pas observé soi-
même, de se faire une idée des inconvénients qu'il peut y
avoir à la dépasser, c'est-à-dire à ne pas soumettre à une
direction méthodique la composition de ces bains.

Insomnie, agitation insupportable, phénomènes nerveux,
céphalalgie et accidents de congestion cérébrale, mouvement fébrile quelquefois, et surtout agravation des symptômes, particulièrement des symptômes douloureux; telles
en sont les conséquences ordinaires. Cela n'arrive pas toujours pour un ou deux bains trop concentrés, mais ne
manque presque jamais pour une série de bains semblables.
Que de fois n'avons-nous pas eu ainsi à combattre des accidents dont la cause nous échappait, jusqu'à ce que l'aveu,
souvent provoqué, des malades, vînt à nous les révéler !

Il est utile d'insister sur ce sujet, qui donne une idée de
l'activité toute particulière d'un traitement, et surtout d'une
des pratiques de ce traitement, que les malades, et quelquefois les médecins eux-mêmes, sont disposés à considérer
trop légèrement. Nous ne saurions trop le répéter, et il est
singulier que nous ayons besoin de le dire : les eaux minérales réellement efficaces, les eaux de Vichy par dessus

toutes, sont un médicament qui doit se doser et s'administrer comme tous les autres, avec la même circonspection
et la même méthode; la seule différence est que l'un se
dose par verres ou par litres, les autres par gouttes ou par
grammes. Mais les principes de leur administration n'en
doivent pas moins être scrupuleusement suivis.

Cependant cette proportion de moitié d'eau minérale n'est
pas absolue. Elle est trop considérable pour un petit nombre de malades; elle ne l'est pas assez pour quelques-uns,
et il est bon quelquefois de la dépasser. Il est donc utile
que l'on puisse doser dans les baignoires la proportion d'eau
minérale; soit en graduant la baignoire ele-même, soit
en y introduisant un tube gradué.

L'action stimulante des bains, dont nous venons de voir
les effets se développer, quand ils contiennent une trop
forte proportion d'eau minérale, est ressentie par quelques
personnes, quelle que soit cette proportion, d'une manière
très-vive et qui en rend quelquefois l'administration fort
difficile. Cependant un moyen très-simple, l'addition de son
ou d'amidon au bain lui-même, suffit souvent pour parer à cet
inconvénient. Quelquefois les bains ne doivent être pris que
tous les deux jours, ou interrompus à de plus longs intervalles.

En résumé, les bains de Vichy, tout mitigés qu'ils sont
administrés, jouissent d'un degré d'activité très-remar-
quable. Lorsque les malades en traitement se sentent pré-
maturément *fatigués* par les eaux c'est-à-dire qu'ils cessent
de les tolérer facilement, c'est presque toujours, et avec
raison, les bains qu'ils en accusent. En effet, il suffit ordinairement, pour ramener l'équilibre, de les suspendre quelques
jours sans interrompre l'usage interne des eaux.

Du reste, les bains de Vichy sont fournis par des sources différentes, dans deux établissements distincts; le

Puits-Carré, avec la *Grande-Grille* et l'ensemble des sources voisines, alimente le grand établissement, et la source de l'*Hôpital* est consacrée à l'établissement secondaire de l'*Hôpital*.

L'eau de l'*Hôpital* n'a que 30° centigrades. Il faut donc y ajouter de l'eau chaude. Elle est sensiblement moins stimulante que celle du *Puits-Carré*. Cela tient-il à la plus grande proportion de matière organique qu'elle renferme ? C'est au moins la seule différence sensible de composition que nous y puissions signaler. Dans tous les cas, nous rencontrons tous les ans des malades qui ne supportent pas les bains du *Grand-Etablissement,* tandis qu'ils tolèrent parfaitement ceux de l'*Hôpital*. C'est là un fait d'observation acquis pour nous, mais dont l'importance ne dépasse pas le cercle de la pratique de Vichy.

Quelques baignoires du *Grand-Etablissement* étaient alimentées par une source spéciale, la *Source-Lucas,* dont nous avons signalé précédemment la nature un peu sulfureuse. Nous avons souvent prescrit ces bains dans les cas où les sulfureux se trouvaient indiqués. Prunelle leur attribuait même une certaine valeur dans ce sens. Mais les résultats n'ont pas répondu à notre attente. Cependant nous avons été conduit, par ces essais même, à tenter si l'addition artificielle de sulfure de potasse aux bains de Vichy ne pourrait pas ajouter à ces derniers une efficacité toute particulière dans certains cas faciles à prévoir, et plusieurs essais heureux nous ont porté à donner quelque extension à cette pratique. Nous avons signalé précédemment l'intérêt qu'il pourrait y avoir à la développer.

Si la manière dont on prépare les bains à Vichy, l'eau minérale dont on fait choix, la proportion d'eau douce dont on la mélange, l'addition que l'on y peut faire, ou d'émol-

lients pour la mitiger, ou d'agents médicamenteux particuliers, tels que le soufre et l'iode, présentent une importance quelquefois capitale pour l'issue du traitement thermal,
il est une autre circonstance de l'administration de ces bains
qui mérite également une grande attention, nous voulons
parler de la durée qu'on leur donne.

La durée commune des bains à Vichy est d'une heure ;
c'est la durée réglementaire. Quelquefois cependant il faut
la réduire, comme nous l'avons indiqué plus haut. Mais c'est
fort rare. Les malades restent en général volontiers une
heure dans leur bain. Le bien-être qui suit ordinairement
ces derniers se ressent pendant leur durée, et comme ces
bains se renouvellent quotidiennement pendant le cours du
traitement, c'est-à-dire pendant vingt ou trente jours, il
serait la plupart du temps superflu, il y aurait même des
inconvénients à les prolonger davantage.

Cependant il est un bon nombre de cas où les bains prolongés se trouvent indiqués. Lorsque le bain est forcément
l'unique moyen de traitement, lorsqu'on a à agir sur des
lésions matérielles considérables, lorsqu'on a affaire à ce
qu'on appelle la propriété *dissolvante* des eaux de Vichy
(expression mauvaise en ce sens qu'elle paraît exprimer le
mode d'action propre aux eaux, tandis qu'elle n'a trait
qu'au résultat définitif), lorsqu'on veut obtenir une modification aussi profonde que possible de l'organisme, on a
besoin alors de prolonger la durée du bain.

Mais les bains de baignoire ne se prêtent pas à cela : l'im-
mobilité, l'ennui, l'engourdissement et la céphalalgie qu'y
déterminent presque toujours un trop long séjour, les va-
peurs chargées d'acide carbonique qui s'en exhalent, l'espace
restreint où l'on se trouve enfermé, tout cela fait qu'il est
difficile de dépasser sans inconvénient ou sans danger une

heure ou une heure et demie, au plus deux heures, dans un bain de baignoire.

C'est le cas alors de recourir aux bains de piscine, et l'une des nombreuses qualités de ces derniers est de permettre en effet de prendre des bains prolongés.

Aussi comptons-nous toujours que Vichy ne demeurera pas indéfiniment privé de ce précieux moyen de balnéation.

Les douches n'ont pendant longtemps été employées à Vichy que d'une manière tout élémentaire. Les dispositions vicieuses des appareils, l'insuffisante quantité d'eau minérale dont il était permis de disposer, ne permettaient d'avoir recours à ce puissant moyen thérapeutique que dans des limites fort incomplètes. Il n'en est plus de même aujourd'hui.

L'établissement thermal de Vichy est muni d'appareils de douches en rapport avec l'importante médication qu'il a à desservir, et les médecins n'ont plus à craindre de se voir entravés dans les traitements qu'ils dirigent, par des obstacles que leur plus grande bonne volonté ne leur permettait pas autrefois de surmonter.

Nous avons pu nous faire, depuis plusieurs années, une idée précise des ressources que des douches bien administrées sont propres à fournir dans le traitement du plus grand nombre des maladies auxquelles les eaux de Vichy se trouvent applicables. Nous en exposerons ici le résumé : lorsqu'un moyen thérapeutique répond à des indications aussi nettement définies que celui dont il est question, il importe que ces indications soient connues des médecins qui n'ont à en apprécier la valeur que de loin, comme de ceux qui ont à l'appliquer eux-mêmes.

Nous traiterons séparément des douches à percussion et des douches ascendantes.

Les douches à percussion peuvent être divisées, suivant les indications auxquelles elles ont à satisfaire, en douches résolutives et en douches révulsives ; les premières appliquées le plus près, les secondes, au contraire, le plus loin possible du siége de la maladie. Ce n'est guère que le premier ordre d'indications qui ait été poursuivi jusqu'à présent dans la pratique de Vichy. Nous croyons que c'est d'après le second, que ce moyen thérapeutique doit trouver le plus d'applications utiles.

Les douches résolutives ont pour objet d'aider à la résolution d'un engorgement ou d'un travail morbide quelconque, en développant un surcroît d'activité dans l'organe malade et dans les tissus environnants. Telles sont les douches appliquées sur la région du fòie et de la rate dans les engorgements de ces organes, sur les lombes et l'hypogastre dans les maladies de matrice, etc.

Ce moyen trompe souvent les espérances que l'on avait fondées sur lui. Assurément nous ne pouvons douter que dans beaucoup de tumeurs utérines indolentes, d'engorgements mésentériques, d'engorgements du foie moins souvent, la résolution, soit complète, soit partielle, de ces tumeurs n'ait été facilitée par l'usage des douches ; mais le nombre des cas où leur emploi nous a paru stérile ou d'une très-faible utilité, n'est certainement pas moindre. Les bains, prolongés surtout, et l'usage interne de l'eau minérale suffisent presque toujours pour obtenir les résultats auxquels il est permis de prétendre. Cependant nous considérons que, dans la plupart des cas du genre de ceux qui nous occupent ici, lorsqu'il n'existe pas de contre-indication à leur emploi on ne doit pas se dispenser de recourir aux douches, dont le degré d'efficacité est assez difficile à prévoir d'avance.

Il y a des personnes à qui une certaine excitabilité du système nerveux, ou bien une disposition prononcée aux fluxions actives, rend assez difficile de supporter les douches. La réaction qui suit les douches à basse température, l'atmosphère que développent les douches chaudes sont également mal supportées par elles. Cependant les contre-indications aux douches à percussion peuvent à peu près être réduites à l'existence de phénomènes douloureux. Ainsi l'engorgement du foie est très-souvent accompagné d'une névralgie intercostale qu'il faut distinguer de l'affection du foie lui-même, bien qu'elle paraisse être sous sa dépendance. Nous avons vu souvent cette douleur névralgique s'exaspérer sous l'influence des douches et contraindre à les interrompre.

Les douches sur la région hépatique seraient certainement de nature à rendre de grands services dans les coliques hépatiques calculeuses ; mais la susceptibilité que les malades apportent à Vichy ou que les eaux développent au sujet de l'apparition de ces coliques, rend presque toujours impossible d'y recourir sans inconvénients.

Nous avons obtenu cependant de bons effets des douches lombaires, dans beaucoup de cas de douleurs rénales ou lombaires, chez les rhumatisants ou chez les graveleux. Mais il faut une surveillance très-attentive dans les cas où l'on a des raisons de croire que la douleur a son siége dans le rein ou dans son enveloppe, surtout chez les sujets atteints antérieurement de coliques néphrétiques.

C'est surtout dans les maladies de matrice que l'emploi des douches doit être soumis à une réserve extrême et à de grandes précautions. Nous ne parlons pas ici des tumeurs utérines et ovariques, au traitement desquelles les douches peuvent au contraire prendre une part considérable, mais de la métrite chronique et de ses variétés. Les symptômes utérins sont exaspérés avec une grande facilité par les douches lombaires et hypogastriques, et il est rarement prudent même de les essayer. Il n'y a guère d'exception à cela que lorsque tous les accidents névropathiques ou fluxionnaires ont disparu, et lorsqu'on n'a plus affaire qu'à un simple état de relâchement et d'atonie.

Si les applications des douches résolutives sont restrein-tes, et souvent douteuses dans leurs résultats, nous n'en dirons pas autant des douches révulsives à l'usage et à l'utili é desquelles nous assignons une portée considérable. Les indications capitales que ces douches sont appelées à remplir sont les suivantes, et relatives à leur mode d'em-ploi : sur les extrémités refroidies, pour y rappeler la cha-leur et la circulation; sur la région rachidienne pour sti-muler le système nerveux ; sur les membres pour en rani-mer la tonicité ; sur la surface cutanée pour relever les fonctions de la peau.

Ces sortes de douches se trouvent indiquées chez la plu-part des malades qui se rencontrent à Vichy, si nous en exceptons toutefois la classe des goutteux et des graveleux qui, dans un grand nombre de cas au moins, ne les ré-clament à aucun titre.

La température, la force et le mode de projection de ces douches doivent varier suivant les circonstances; il serait trop long d'entrer dans des détails sur ce sujet. Nous nous contenterons de citer, comme exemple des cas où l'on en peut tirer les meilleurs effets, les dyspepsies anciennes avec état cachexique plus ou moins prononcé. C'est dans ces sortes de cas que l'on peut apprécier surtout ce qu'un mode particulier de direction, dans l'administration du traite-ment, peut ajouter à l'activité propre des eaux elles-mêmes.

Les douches ascendantes peuvent être divisées, comme les douches à percussion, en résolutives et révulsives, ou bien en directes et indirectes, suivant qu'elles sont adressées au siége même du mal, ou à un point éloigné de la maladie. Les indications auxquelles elles répondent sont du reste singulièrement multipliées.

On peut les distinguer, suivant leur siége, en douches rectales, périnéales et vaginales, en internes et externes, selon que l'eau doit pénétrer avant dans le rectum ou le vagin, ou bien frapper seulement la vulve ou la marge de l'anus. On peut les employer dans les maladies de l'appareil digestif, dans celles de l'utérus ou de l'appareil vésical, ou bien comme moyen général dans des affections d'autres organes.

Les douches rectales sont très-fréquemment employées dans le cas de constipation. Tantôt le jet est reçu simplement sur la marge de l'anus, qu'il entr'ouvre de manière à pénétrer à une certaine hauteur dans l'intestin; tantôt une canule est introduite de manière à le porter plus avant. Ces douches constituent, comme les lavements, un moyen déplétif, mais elles en diffèrent essentiellement par leur mode d'action définitif. En effet, tandis que les lavements, pris d'une manière un peu répétée, ne font qu'habituer et affaiblir l'intestin, de telle sorte que plus on en a pris, et plus l'usage en devient nécessaire, les douches ascendantes au contraire tonifient l'intestin, en stimulent la contractilité, en activent les sécrétions et tendent précisément à rétablir la régularité de ses fonctions. Il nous a semblé en outre que cette stimulation exercée à l'extrémité du canal intestinal était de nature à se faire sentir à distance, et à modifier d'une manière favorable certains états dyspeptiques.

Les douches ascendantes rectales rendent quelquefois

3

encore de grands services dans les engorgements atoniques du corps ou du col de la matrice, dans le relâchement de cet organe, dans le catarrhe vésical aussi, pourvu toutefois qu'on n'ait à craindre aucunement le retour d'accidents aigus. Quant à l'opportunité de leur emploi dans les affections utérines, elle est soumise à la réserve et aux précautions dont nous avons signalé la nécessité au sujet des douches lombaires. Ceci est à plus forte raison applicable aux douches vulvaires et vaginales Nous ajouterons cependant que nous avons vu plusieurs fois les douches ascendantes vulvaires, avec de l'eau de l'*Hôpital* de 18 à 20° environ, apporter à des prurits vulvaires, anciens et opiniâtres, un soulagement considérable et persistant.

Il est encore un ordre de faits où les douches ascendantes, anales ou périnales, combinées quelquefois avec des douches lombaires, peuvent rendre de grands services.

Les Allemands ont décrit, sous le nom de vénosité abdominale, un état sur lequel nos pathologistes n'ont guère cherché à acquérir de notions, peut-être parce qu'il est plutôt fonctionnel qu'organique. Par vénosité abdominale, les médecins allemands entendent un développement particulier du système veineux abdominal, avec ralentissement, torpeur dans la circulation, d'où un état d'embarras et d'inertie dans les fonctions abdominales, et une certaine disposition aux congestions actives ou passives vers les parties supérieures, la tête ou la poitrine, enfin un état hémorroïdaire plus ou moins actif.

Pour n'être pas très-facile à définir et à démontrer, cet état, qui n'est pas lui-même une maladie, n'en existe pas moins sans doute, et semble se rapporter à un grand nombre de troubles fonctionnels qui s'observent en particulier chez les individus à l'âge de retour et chez les vieillards.

Les eaux de Vichy nous ont semblé d'un emploi fort utile dans bien des circonstances, où nous avons cru devoir invoquer cet état demi-physiologique, demi-pathologique, pour nous rendre compte des symptômes observés. Prunelle pensait que les eaux de Vichy agissaient spécialement sur la circulation lombaire et favorisaient ainsi l'apparition des règles ou des hémorroïdes *(notes inédites)*. Mais c'est alors surtout qu'il faut faire concourir avec l'action propre attribuée aux eaux, l'intervention directe de modes d'administration appropriés, et les douches ascendantes sont évidemment d'une grande efficacité dans les cas de ce genre. C'est ainsi que nous avons vu des douches anales agir comme révulsif, dans les cas de congestions vers la tête, aussi rapidement que des sinapismes ou bien des lavements purgatifs.

Quant aux bains de vapeur, ils peuvent, comme l'emploi méthodique de l'eau froide, fournir au traitement thermal un appoint fort utile. Mais leur usage répond à des indications toutes de circonstance ; et je ne crois pas devoir insister sur leur sujet.

LETTRE VII

LE GAZ CARBONIQUE

Historique. — Installation. — Applications thérapeutiques.

Il y a déjà un certain nombre d'années que le gaz acide carbonique, exhalé par un grand nombre de sources minérales, a été utilisé en Allemagne, près de plusieurs stations thermales, à titre de médication spéciale, sous forme de bains, de douches, d'injections, d'inhalations et de déglutition.

C'est surtout dans les cas de catarrhes, d'angines, de névroses de l'appareil respiratoire, de névralgies, de rhumatismes, de paralysies, que l'on a eu recours à cette médication.

Cette question de thérapeutique était restée dans le silence parmi nous, lorsqu'en 1855, M. Herpin (de Metz) publia, sur le traitement par l'acide carbonique, en Allemagne, une courte notice qui laissa croire que cette médication n'avait jamais été mise en pratique en France.

3.

C'était une erreur. Il y avait une vingtaine d'années que l'acide carbonique avait été employée soit en bains, soit en douches, soit en inhalations, près des eaux de Saint-Alban (Loire) par M. Goin, de Celles (Ardèche), par M. Barrier, de Saint-Nectaire (Puy-de-Dôme), par M. Vernière aujourd'hui médecin-inspecteur de l'établissement thermal du Mont-Dore. Une partie de ces faits n'a pas été publiée, il est vrai, mais quelques-uns l'avaient été depuis longtemps déjà, en particulier ceux relatifs à Saint-Alban (1834), et il en avait été fait mention dans un rapport de M. Patissier, à l'Académie impériale de médecine, sur le service médical des établissements thermaux pendant les années 1851 et 1852 et dans la première édition de mon *Traité des eaux minérales* (1857).

La station thermale de Vichy semble une des mieux désignées pour une médication de ce genre ; non pas que cette station possède, ou doive chercher à s'attirer la spécialité thérapeutique de la plupart des affections auxquelles paraît s'adresser la médication par l'acide carbonique : mais c'est que, parmi le très-grand nombre de personnes qui fréquentent la station thermale de Vichy, il se présente, à titre accidentel ou d'affection secondaire, une foule d'états morbides auxquels on serait heureux de trouver quelque moyen spécial à adresser, sans parler des services que l'acide carbonique pourrait rendre dans certaines affections de l'estomac lui-même. En outre, la richesse de ses sources en eau minérale et en gaz rend facile de soumettre ce dernier à tous les modes possibles d'administration.

Aussi y a-t-il longtemps qu'une pareille idée s'était présentée. M. François, ingénieur en chef des établissements thermaux, m'a communiqué à ce sujet une note assez curieuse et que je reproduis textuellement.

« La diminution du Puits-Carré (janvier 1844), résultant du forage du Puits-Brosson (aujourd'hui source du Parc), de 118 à 86 mètres cubes par 24 heures, provoquait en mai 1844 l'exécution de travaux de recherche et de captage sur la source Lucas. Ces travaux consistaient en un puits de 8 à 9 mètres de profondeur ouvert sur la cheminée ascensionnelle de la source.

« Pendant leur exécution, le gaz carbonique était évacué au moyen d'un jet de vapeur d'eau. Je remarquai que les ouvriers travaillant au fonds du puits avaient, à l'état de rubescence prolongée, la partie de leur corps (bras ou jambes) immergée soit dans l'eau minérale, soit dans la couche d'acide carbonique qui persistait le plus souvent au fonds du puits. Je pus observer que, dans les premières minutes qui suivaient l'immersion, on éprouvait un léger picotement à la peau suivi de rubescence. Puis, quelques minutes après l'immersion, quand la rubescence était développée il y avait insensibilité de la partie immergée; l'état anesthésique était plus ou moins développé et variait d'un ouvrier à l'autre. L'insensibilité croissait avec la durée de l'immersion. J'ai plusieurs fois vérifié sur moi-même ces faits sur lesquels j'appelais l'attention de feu le docteur Prunelle.

« Dans l'automne de la même année, après de fréquentes conférences, le docteur Prunelle et moi nous résolûmes de proposer l'application de l'acide carbonique de la source Lucas en bains, douches et inhalations, par association convenable avec l'air atmosphérique. C'est dans cet ordre d'idées que nous avons alors dressé un projet complet (rapport, plan et dessin), d'un établissement spécial à Lucas, assis sur les jardins Montaret et Guilliermen. Ce travail fut adressé à M. le Ministre du Commerce, par une lettre collective du 23 février 1855, portant ma signature et celle du docteur Prunelle. » Il n'a pas été donné suite à ce projet.

Cependant les exigences du cours que je professais à l'école pratique depuis 1856 m'avaient tenu au courant de tout ce qui avait été fait au sujet de l'emploi du gaz carbonique; j'avais été recueillir à Saint-Alban les vestiges d'une médication qui y avait subi le même abandon que le reste de cet établissement thermal, aujourd'hui quelque peu restauré; et j'entrepris d'en faire l'application à Vichy, pendant l'été 1857, à quelques malades qui me paraissaient dans des conditions favorables à une pareille tentative. Grâce à l'obligeante et personnelle intervention de M. Barrier, alors directeur de l'établissement thermal, et au concours empressé de M. Leroy, commissaire du gouvernement, il fut facile d'improviser une installation provisoire et suffisante pour l'inhalation.

Un tuyau de plomb, conduisant le gaz carbonique avec une pression suffisante pour cet usage, du *Puits-Carré* à la chambre de saturation des sels extraits des eaux de Vichy, fut piqué près de son extrémité terminale, et un tuyau de caoutchouc muni d'un embout y fut adapté; c'est avec ce simple appareil que j'obtins quelques résultats encourageants, lesquels ont été publiés dans le tome V des *Annales de la société d'hydrologie médicale de Paris.*

L'année suivante (1858), le traitement par l'acide carbonique reçut de l'administration thermale une installation nouvelle, très-défectueuse encore et très-incomplète, mais qui a permis à mes collègues et à moi de multiplier nos observations. Mon honorable collègue, M. Willemin, inspecteur-adjoint de l'établissement thermal, a publié dans la *Revue d'hydrologie médicale française et étrangère,* (numéro du 25 décembre 1858), une note très-intéressante à ce sujet, avec un résumé portant surtout sur des cas d'angine pharyngée et d'asthme avec emphysème pulmonaire.

Les applications du gaz acide carbonique que nous avons eu à faire à Vichy appartiennent à trois ordres de faits différents : asthmes, affections douloureuses, affections catarrhales des premières voies.

C'est l'action des inhalations de gaz carbonique dans l'asthme qui a fixé l'une des premières l'attention sur l'emploi thérapeutique de ce gaz près des eaux minérales. M. Goin avait été frappé d'abord, à Saint-Alban, des résultats obtenus empiriquement, et qu'il a vu se reproduire ensuite en assez grand nombre pour instituer à ce sujet une médication rationnelle. C'est surtout au moment des accès d'asthme que l'action sédative des inhalations se fait sentir. La suffocation s'accroît d'abord, et le calme ne tarde pas à se rétablir et l'accès se suspend. L'usage méthodique des inhalations pendant l'intervalle des accès ne me paraît pas moins utile.

Il ne faudrait cependant pas attribuer à cette médication une efficacité constante, et la considérer comme un moyen curatif assuré de l'asthme; il s'en faut de beaucoup qu'il en soit ainsi. Je n'ai jamais obtenu la guérison complète que d'asthmes légers, peu anciens, et alors surtout que les signes physiques de l'emphysème n'offraient que peu de développement. Mais, même avec un emphysème considérable et généralisé, j'ai obtenu des résultats palliatifs, notables et durables, et très-précieux dans une maladie de ce genre.

Le point qui me paraît le plus important à signaler est le suivant : que c'est dans les asthmes nerveux (catarrhe

sec de Laennec), c'est-à-dire accompagné d'une sécrétion
catarrhale aussi faible que possible, que l'on obtient surtout des résultats effectifs. Je ne saurais donc, en aucune
manière, au moins d'après mes observations personnelles,
admettre avec un savant hydrologiste allemand, le docteur
Lersch : « que les inhalations de gaz carbonique sont surtout avantageuses dans les cas de dyspnée dépendant de
l'accumulation de mucosités dans les vésicules pulmonaires. » Ce n'est même que dans les cas de ce genre que
j'ai été obligé de renoncer à cette médication, à cause de
l'aggravation des symptômes dyspnéiques.

C'est sans doute l'action sédative du gaz carbonique qui
est mise en jeu dans ces névroses de l'appareil respiratoire.
C'est elle que nous retrouvons dans le traitement des
affections douloureuses, névralgiques, rhumatismales et
goutteuses, par les bains de gaz.

L'action sédative du gaz carbonique a été maintes fois
utilisée en thérapeutique. M. Broca y a eu recours avec
d'excellents résultats dans des catarrhes de vessie, Simp-
son (d'Edimbourg), dans les névralgies utérines, M. Follin,
M. Demarquay, etc., dans des cancers douloureux. On
trouvera, dans un ouvrage récemment publié par M. Herpin
(de Metz), la reproduction d'un grand nombre de faits intéressants, relatifs à cette action incontestable des injections et des douches de gaz carbonique (1).

C'est surtout dans les névralgies sciatiques que j'ai eu l'occasion d'employer les bains de gaz carbonique. Je n'en ai obtenu de guérisons complètes que dans des cas relativement
légers, mais presque toujours un amoindrissement immé-

(1) *De l'acide carbonique, de ses propriétés physiques, chimiques et
physiologiques, de ses applications thérapeutiques, Paris*, 1864.

diat des douleurs Cependant M. Willemin a vu guérir à
Vichy une sciatique des plus douloureuses, après 15 bains
d'une demi-heure. M. Allard a vu à Royat, une sciatique
à peu près guérie après une seule douche d'une heure.
De tels résultats sont certainement très-remarquables ;
mais il ne faudrait pas trop compter sur leurs promesses.
Ce qui caractérise ces bains et ces douches de gaz, c'est
une action pour ainsi dire un peu superficielle. Le soulagement est la règle ; la guérison est l'exception. J'ai également obtenu des effets sédatifs immédiats dans des névralgies de la cinquième paire, dans des odontalgies. Les
douleurs de la carie dentaire sont quelquefois fort soulagées par un jet immédiat de gaz.

J'ai encore observé des résultats, incomplets sans doute,
mais effectifs et dignes d'attention, dans quelques cas de
paralysie douloureuse des écrivains, cette affection singu-
lière qui semble s'adresser spécialement aux muscles mis
en jeu dans l'action d'écrire.

Ce que je viens de dire des névralgies s'applique également au rhumatisme. L'élément douleur du rhumatisme
simple est souvent soulagé par les bains de gaz carbonique, mais cette médication me paraît, malgré les résultats
attribués aux bains de gaz de Nauheim, par M. Rotureau,
tout à fait incapable de remplacer les traitements thermaux
appropriés au rhumatisme.

Les bains de gaz apportent quelquefois un grand soulagement aux douleurs goutteuses qui peuvent accompagner
la goutte chronique, ou qui, dans des accès légers, dominent la rougeur et le gonflement, c'est-à-dire quand il
règne plutôt un état névropathique qu'inflammatoire. Je
n'ai guère vu survenir les sueurs abondantes que paraît
avoir observées M. Willemin. La sensation de chaleur que

développe l'immersion dans le gaz carbonique offre ceci de remarquable, qu'elle ne développe pas une transpiration proportionnée, à moins que la température extérieure ne soit très-élevée, et que les vêtements dont les malades sont entourés, alors qu'ils demeurent immobiles dans une baignoire étroite et dans un local restreint, ne viennent y concourir. Dans tous les cas, il ne faut voir là qu'un simple agent de sédation. M. Herpin (de Metz), trop pénétré sans doute de son sujet, voit dans le gaz carbonique le spécifique de la goutte, et lui attribue tous les effets salutaires des eaux minérales appliquées à cette maladie. M. Petit en avait dit autant du bicarbonate de soude.

Le gaz carbonique trouve un sujet d'application fort utile dans une série de faits différents de ceux qui précèdent, et où ce n'est plus son action sédative qu'il faut invoquer, mais une action modificatrice assez difficile à définir : je veux parler des inflammations chroniques de la muqueuse pharyngée ou nasale.

J'ai eu occasion de prescrire les inhalations et les douches de gaz carbonique dans un très-grand nombre de cas de pharyngite granulée.

La pharyngite granulée est généralement attribuée à l'herbétisme ou au lymphatisme. On la traite parfaitement près des eaux minérales sulfureuses appropriées, en combinant au traitement général (bains et boisson), les gargarismes et surtout les douches locales. On ne saurait assurément attendre du gaz carbonique, dans les cas de ce genre, les effets que l'on obtient près des eaux sulfureuses. Mais lorsque la pharyngite granulée est indépendante de l'herbétisme et du lymphatisme, lorsqu'elle se rencontre chez des individus arthritiques, dyspeptiques ou anémiques, la combinaison du traitement local par le gaz cabonique avec des eaux remontantes dans le sens des bicarbonatées ferrugineuses, et de Vichy en particulier, exerce alors une action très-effective, très-salutaire, et souvent curative. C'est ainsi, je pense, qu'il faut envisager les résultats remarquables que nous obtenons à Vichy de cette médication, et qu'on a signalés déjà près de plusieurs stations allemandes, et à Ems en particulier (Dr Spengler).

Mais c'est dans le coryza, ou rhynite chronique, que j'ai obtenu peut-être les résultats les plus frappants. Qu'il s'agisse de catarrhes permanents des fosses nasales, ou d'une disposition opiniâtre au retour de coryzas aigus ou sub-aigus, j'ai toujours obtenu ou la guérison complète, ou une modification profonde de ces états morbides qui, s'ils n'offrent généralement pas pour eux-mêmes une gravité considérable, n'en sont pas moins très-gênants ou d'une opiniâtreté remarquable. Une des conséquences les plus désagréables du coryza chronique, la perte de l'odorat, est souvent très-avantageusement modifiée par les inhalations de gaz.

Je n'ai pas eu occasion d'employer ces inhalations chez des enfants scrofuleux atteints de coryza chronique. Il est probable que l'on en obtiendrait de très-bons effets locaux. Le gaz carbonique possède une action détersive et cicatrisante, qui a été plus d'une fois utilisée en thérapeutique, et qui rendrait certainement ici de grands services ; mais on ne saurait en rencontrer ailleurs un mode d'administration plus facile et plus complet que dans les salles d'inhalations thermales.

J'ai été consulté par une dame âgée chez qui le voile du palais avait en partie disparu par suite d'une vaste ulcération syphilitique. Il restait sur un des débris du pilier gauche une ulcération encore étendue, grisâtre, et qui

5

avait résisté aux médications locales les plus énergiques,
ainsi qu'à un traitement général méthodique. Cette dame
avait fait depuis longtemps usage des eaux de Vichy, sans
que cet état s'en trouvât aucunement modifié. Les inhalations de gaz carbonique, continuées pendant plusieurs
semaines, ont déterminé une guérison complète et définitive.
Bien que ce fait soit isolé, il me paraît de nature à appeler
l'attention sur une médication encore peu usitée dans les
cas de ce genre.

LETTRE VIII

DYSPEPSIE ET GASTRALGIE.

Maladies de l'estomac et des intestins. — La dyspepsie et la gastralgie
doivent être distinguées l'une de l'autre, nosologiquement et prati-
quement. — Indications qui se rattachent au traitement des conditions morbides dont la dyspepsie et la gastralgie sont symptomatiques.
— Applications très-différentes des eaux de Vichy dans la dyspepsie
et dans la gastralgie, et surtout résultats thérapeutiques très-diffé-
rents. — Cancer d'estomac. — Vomissements et pneumatoses. —
Entérite et dyssenterie d'Afrique.

Nous venons d'exposer la médication thermale de Vichy
dans les divers éléments dont elle se compose, et les différentes formes sous-lesquelles on l'administre. Nous allons
présenter en regard un tableau succinct des maladies qui
se rencontrent le plus communément à Vichy. Ce rapprochement était indispensable pour remplir l'objet que nous
nous sommes proposé, car que serait la médication sans le
malade? Comme on peut dire, que deviendrait le malade

sans la médication? Nous ne saurions faire passer sous les yeux du lecteur toute la clinique qui se fait à Vichy; une telle entreprise dépasserait les proportions convenables à cet ouvrage; mais nous tâcherons de lui en signaler les parties les plus intéressantes.

Les deux tiers au moins des malades que l'on rencontre à Vichy, viennent demander à ces eaux la guérison ou 'le soulagement de troubles des fonctions digestives. Pour la plupart des médecins, comme pour les gens du monde, les eaux de Vichy constituent une sorte de panacée de ce qu'on appelle *maladies de l'estomac*. Ceci est vrai de la grande classe de faits que nous avons déjà étudiés, dans mainte publication, sous le nom de dyspepsie; mais, en dehors de ces faits, il importe d'établir des distinctions, au point de vue de l'opportunité des eaux de Vichy. Nous allons essayer de présenter une sorte de tableau nosologique des diverses affections de ce genre, que nous avons observées à Vichy, en indiquant ce que nous appelons le pronostic thermal, c'est-à-dire le degré relatif ou le sens suivant lequel chaque forme pathologique paraît de nature à être influencée par le traitement thermal.

Il est un grand nombre d'individus qui, lorsqu'on les interroge sur leur état de santé, répondent qu'ils digèrent mal. Leur appétit est ordinairement nul ou peu développé. Aussitôt après avoir mangé, ou quelque temps après leur repas, ils sont pris d'une sensation de pesanteur, plus ou moins douloureuse, à l'épigastre, de bâillements, d'éructations, d'aigreurs quelquefois, de céphalalgie, de faiblesse générale, d'accablement. Cela dure une heure ou deux, ou plus longtemps, suivant que l'opération de la digestion est plus ou moins longue à s'accomplir, puis, celle-ci effectuée, ils se retrouvent dans leur état normal, jusqu'à ce que le

retour d'une nouvelle digestion réveille encore de nouveaux
malaises.

Les différents phénomènes que nous venons de mentionner peuvent se montrer au plus haut degré ; mais tous à
peu près peuvent manquer également, de telle sorte que
tantôt le malaise occasionné par la digestion se borne à
certains phénomènes gastriques, et tantôt, ce qui est beaucoup plus rare, il est vrai, ces derniers manquent tout-à-
fait, ce n'est que par de la céphalalgie ou de la courbature,
que la présence des aliments dans l'estomac vient à être
décelée ; de l'existence ou de l'absence, de la combinaison
enfin de ces différents phénomènes, de la prédominance
surtout des phénomènes éloignés, résultent des apparences
fort diverses.

Mais, dans tous les cas, on remarque cette circonstance
commune, que c'est par le seul fait des digestions, de la
difficulté ou de la lenteur avec laquelle elles s'opèrent,
que les treubles fonctionnels en question apparaissent.
Supprimons par la pensée le fait de l'introduction des aliments, et la maladie n'aura pas de raison d'être.

C'est cet ordre de faits que, d'après la définition de Cullen, nous réunissons sous le nom de *dysepsie.*

Mais il peut arriver encore ceci : dans le plus grand
nombre des cas, le cercle des manifestations symptomatiques est borné à l'époque et à la durée des digestions ;
encore celles-ci ne sont-elles pas toujours troublées, lorsque certaines précautions hygiéniques, diététiques ou
autres, ont été prises. Or, chez un certain nombre de malades, ces malaises, incessamment renouvelés, le retentissement qu'ils exercent sur l'ensemble de l'économie, sur le
système nerveux en particulier, le trouble particulier qui

en résulte pour l'assimilation, finissent par altérer la santé générale, à ce point qu'il en résulte un véritable état cachectique.

Mais la distinction la plus pratique que l'on puisse faire entre tous ces cas est celle qui résulte de considérations pathogéniques. La dyspepsie est rarement occasionnée par des causes directes. Ce n'est guère dans ce sens qu'agissent les abus de la table. Les causes de la dyspepsie sont presque toujours empruntées à des circonstances qui n'ont, avec l'accomplissement de la digestion, que des liaisons indirectes, mais nécessaires cependant. Nous appelons ces causes hygiéniques ou physiologiques.

Il est des fonctions qui peuvent continuer à s'exercer régulièrement, quel que soit l'état du reste de l'organisme, pourvu que les organes auxquels elles appartiennent soient sains eux-mêmes, et qu'aucun obstacle mécanique ne vienne en entraver le jeu; il en est ainsi des poumons, du cœur (à moins que celui-ci ne soit traversé par un sang altéré), mais non point de l'estomac.

La digestion est un acte essentiellement complexe, dans l'accomplissement duquel des phénomènes mécaniques, chimiques et vitaux, et par conséquent la circulation et l'innervation se trouvent mis en jeu, dans de telles conditions, que l'ensemble de l'organisme paraît y participer tout entier.

Il suffit que l'équilibre de la circulation se trouve momentanément dérangé par l'immersion des extrémités dans l'eau chaude, par exemple, ou d'une partie du corps dans l'eau froide, pour que la digestion soit violemment troublée; il suffit, pour qu'il en arrive ainsi, d'une vive impression nerveuse, une frayeur, une émotion quelconque. Eh bien! ce qui se produit d'une manière immédiate et si ma-

nifeste sous l'influence de ces causes accidentelles, arrive
également sous l'influence de causes moins actives, mais
continues, empruntées pour la plupart à des habitudes hygiéniques, la vie sédentaire, les préoccupations pendant le
repas, le travail d'esprit, certaines occupations mécaniques
immédiatement après, l'irrégularité dans les repas. Enfin,
c'est là tout un ordre de faits dans lesquels nous voyons la
digestion se troubler et la dyspepsie s'établir, parce que
l'individu se trouve accidentellement ou habituellement
placé dans des conditions défavorables au libre accomplissement de cette fonction. Ce sont là des causes *hygiéniques*
de dyspepsie.

Il en arrivera encore ainsi lorsque les conditions nécessaires à une bonne digestion se trouveront troublées par
des modifications organiques ou fonctionnelles du système
nerveux, de la circulation ou de la composition du sang.

C'est ainsi que nous voyons dans la chlorose, ou dans
l'anémie, quel qu'en soit le point de départ, primitive ou
consécutive, dépendant d'hémorrhagies, de fièvres intermittentes, d'une alimentation insuffisante, d'une profession
insalubre, toutes conditions dans lesquelles la composition
du sang aussi bien que la constitution du système nerveux
sont profondément altérées, la dyspepsie apparaître comme
un des phénomènes les plus constants, et même comme le
plus saillant, de l'état constitutionnel.

Nous appelons ces causes de la dyspepsie, *physiologiques*,
parce que d'une part elles agissent moins par un caractère
morbide déterminé, qu'en changeant les conditions physiologiques de la digestion, et aussi parce qu'il n'est pas nécessaire que ces conditions défavorables existent à un haut
degré pour que les fonctions digestives en soient altérées;
il est une limite qui atteint à peine l'état morbide propre-

ment dit, et qui suffit cependant pour apporter quelque trouble dans les fonctions de l'estomac.

La dyspepsie provenant de causes hygiéniques pourra s'appeler primitive, celle provenant de causes physiologiques pourra s'appeler consécutive ; mais dans tous les cas, elle se développe par le même mécanisme.

N'y a-t-il pas entre tous ces faits, que nous rassemblons sous le nom de dyspepsie, de notables distinctions à faire ? Oui, sans doute ; mais il nous paraît encore difficile d'en arrêter la base. Sera-ce sur le mode symptomatique que l'on s'appuiera, selon que les symptômes locaux domineront ou les symptômes généraux, suivant que telle ou telle sorte d'aliments trouvera l'appareil digestif plus spécialement réfractaire, permettant d'accuser ainsi d'insuffisance ou d'altération les sécrétions gastriques ou bien les sécrétions intestinales ? Prendra-t-on les causes de la dyspepsie pour point de départ de l'arrangement des faits, les causes prochaines ou éloignées, hygiéniques ou physiologiques, l'irrégularité des habitudes diététiques, la contention d'esprit, les peines morales, ou bien la chlorose, la leucorrhée, etc. ?

Sous ce double point de vue, les limites où devraient se restreindre la division des faits sont fort difficiles à préciser, et très-faciles à étendre en quelque sorte indéfiniment. Et ce qui arrête surtout, c'est qu'aucune ne peut s'appuyer sur quelque modification organique particulièrement appréciable de l'estomac lui-même ; en un mot, la dyspepsie, telle que nous l'entendons, est une maladie sans anatomie pathologique.

Du reste, si l'on considère les choses sous le rapport nosologique, on ne peut nier que la notion de la dyspepsie, telle qu'elle est ici présentée, et malgré ce qu'elle offre encore d'imparfait, ne constitue un progrès, puisque tous les faits qu'elle comporte sont, dans le langage de la plupart des médecins, confondus avec la gastralgie. Il y a là une distinction sur laquelle nous ne cesserons d'insister jusqu'à ce qu'elle soit généralement acceptée, et elle le sera, car on ne manquera pas de reconnaître la convenance de séparer des faits aussi différents par leur définition nosologique, par leurs caractères symptomatiques, par leur pathogénie, par leur traitement enfin.

Nous appelons *gastralgie* la névrose douloureuse de l'estomac. Nous ne voyons pas trop ce que l'on pourrait objecter à cette définition, qui est parfaitement fidèle au sens du mot qu'elle traduit et à la nature des faits qu'elle exprime. Mais si on l'accepte, il faut bien admette la distinction de la dyspesie et de la gastralgie, car il n'est pas plus juste d'appeler gastralgie des dérangements de digestion non douloureux, que d'appeler dyspepsie les douleurs d'estomac sans trouble de la digestion. Quant au côté pratique, il suffit de faire remarquer que, tandis que c'est l'élément douleur qu'il importe d'attaquer dans la gastralgie, on serait fort embarrassé pour le combattre dans la dyspepsie, alors qu'il n'y existe pas, et que les moyens propres à remplir cette indication spéciale deviendraient par suite, non-seulement inutiles, mais certainement nuisibles.

La névrose douloureuse de l'estomac se montre sous plusieurs formes assez bien déterminées et dont nous avons à signaler les suivantes :

La forme type est l'accès de gastralgie ou crampes d'estomac. Nous n'avons pas à décrire ici ces crises, habituellement si violentes, pouvant atteindre le caractère atroce des coliques hépatiques, d'une demi-heure à plusieurs

heures de durée, ordinairement accompagnées de vomissements, débutant et se terminant d'une manière assez sou-
daine, amenant un ralentissement et surtout un rapetisse-
ment considérable du pouls.

D'autres fois, ce sont des douleurs cardialgiques non
continues, mais habituelles ou apparaissant à des époques
indéterminées et ne revêtant plus de caractère d'accès.
D'une intensité tolérable, elles se montrent surtout à jeun
et sont plutôt soulagées que ramenées par l'introduction
des aliments.

Il y a un certain nombre de gastralgiques chez lesquels
existe une douleur cardialgique continue, avec ou sans
exaspérations, et que souvent l'introduction des aliments
n'augmente en rien. Ce sont souvent de jeunes filles chlorotiques. Cette douleur, ordinairement accrue par la pression, presque toujours limitée, surtout par la sensibilité à
la pression, à un espace très-restreint vers la pointe de
l'appendice xyphoïde, remontant quelquefois sous le ster-
num et s'accompagnant de dyspnée, n'atteint jamais la
violence des crises gastralgiques et se trouve souvent plus
difficile à supporter par sa persistance que par sa vivacité.

Enfin, il est une forme de gastralgie non moins commune
chez les jeunes filles chlorotiques, dans laquelle l'introduction des moindres aliments ou de certains aliments détermine des douleurs excessives et souvent de très-longue
durée. Ici, comme dans la dyspepsie, c'est bien à la présence des aliments que se rattachent les manifestations
symptomatiques; mais celles-ci consistent alors essentiellement dans la douleur ce qui n'existe pas dans la dyspepsie
elle-même.

Maintenant, il est un certain ordre de faits où nous trouvons combinés ensemble les symptômes de la gastralgie et

de la dyspepsie, et que nous appellerons dyspepsie gastralgique ou gastralgie dyspeptique, suivant que l'une ou l'autre de ces formes dominera ou bien encore représentera l'élément duquel l'autre aura procédé. L'analyse de ces faits est très-facile à concevoir.

Il peut arriver que, chez un dyspeptique, et par suite même du trouble entretenu par la lenteur des digestions, le système nerveux local s'exalte au point de donner lieu à des phénomènes gastralgiques ; ou bien encore il peut se faire que, chez un gastralgique, le retour des douleurs finisse par troubler le mécanisme des digestions et détermine un état dyspeptique. Cette confusion apparente de symptômes et d'éléments morbides provient tout simplement de ce que les formes suivant lesquelles les éléments organiques de l'estomac et les fonctions qu'ils mettent en jeu peuvent être troublés, sont fort complexes et dans leurs combinaisons et dans leurs réactions mutuelles, et surtout ne se prêtent pas nécessairement à un arrangement nosologique.

La gastralgie et la dyspepsie, toutes distinctes qu'elles soient l'une de l'autre, se peuvent donc rencontrer sur le même terrain et multiplier ainsi les indications thérapeutiques qui appartiennent à l'une et à l'autre. Elles se peuvent rencontrer également sur le terrain de l'étiologie.

Nous avons insisté, dans de précédentes publications, sur ce que les causes de la dyspepsie étaient généralement dépressives et celles de la gastralgie plutôt stimulantes, les premières plus souvent générales et consistant en causes morales tristes, excès d'occupations intellectuelles, alimentation insuffisante, affections débilitantes, tandis que les causes locales, abus de régime, émotions passionnelles, etc., président plutôt au développement de la gastralgie. Ce contraste, pris d'une manière générale, est très-vrai; cependant il y a effectivement une foule de causes identiques qui produisent tantôt l'une, tantôt l'autre de ces affections, et il n'en saurait être autrement.

Les circonstances étiologiques que nous venons d'énumérer agissent moins encore en raison de leur nature, en tant que causes, qu'en raison des conditions dans lesquelles elles trouvent l'estomac et surtout l'organisme auquel elles s'adressent. C'est ainsi que, chez une femme atteinte de leucorrhée considérable ou de pertes habituelles, l'appareil digestif se ressent presque immanquablement de l'état morbide de l'appareil utérin; eh bien! ce sera tantôt sous la forme de dyspepsie, tantôt sous celle de gastralgie. La dyspepsie se montre de préférence chez les femmes robustes, ou sèches et bilieuses. Ceci est du reste élémentaire en étiologie. Si la même maladie peut se développer sous l'influence d'un grand nombre de causes variées, une même circonstance étiologique peut présider à l'apparition des états morbides les plus divers.

Toute la thérapeutique de la gastralgie et de la dyspepsie est basée sur une semblable notion. Jetons un coup-d'œil sur les ressources que nous présentent les eaux de Vichy à ce sujet.

La dyspepsie est presque toujours avantageusement modifiée par le traitement thermal de Vichy. Voici comment il faut se rendre compte de l'action du traitement vis-à-vis les phénomènes qui la constituent.

Le traitement thermal doit être considéré à la fois sous le double rapport de son action locale sur l'appareil digestif, et de son action générale sur l'ensemble de l'organisme et sur les autres états morbides qui peuvent coexister.

Lorsque la dyspepsie est simple et idiopathique, elle guérit habituellement d'une manière complète et facile, par l'usage des eaux de Vichy. Celles-ci agissent alors comme modificateur spécial et direct de l'appareil digestif.

Mais la dyspepsie est le plus souvent symptômatique de quelque autre état morbide, général ou local. Il faut alors, pour obtenir la guérison de la dyspepsie, deux choses : que l'affection qui la domine se prête elle-même à l'action thérapeutique des eaux de Vichy; ensuite, que le traitement thermal soit dirigé en vue de cette autre affection. Cette double condition remplie, on sera certain d'obtenir du traitement des effets avantageux; mais on ne sera pas toujours sûr d'obtenir la guérison complète de la dyspepsie, car il est souvent difficile d'arriver à la guérison complète de ces affections chroniques ou constitutionnelles, dont la dyspepsie dépend si souvent. Alors il en est de ces malades comme de ceux qui ne peuvent ou ne savent se débarrasser de conditions hygiéniques vicieuses.

Que ce soit le malade qui retombe dans de mauvaises habitudes, ou l'organisme dans des conditions anormales, il n'en résulte pas moins le retour à peu près nécessaire des accidents dyspeptiques, quelque prise que le traitement ait eue d'abord sur eux. Cependant même alors, telle est l'aptitude du traitement thermal de Vichy vis-à-vis les accidents de la dyspepsie, qu'on obtient presque toujours au moins des effets palliatifs, importants et durables. Mais il faut bien comprendre surtout que la plupart des dyspeptiques que nous voyons à Vichy ont deux choses à combattre : l'état dyspeptique, mais qui n'est souvent en réalité que secondaire, et quelque autre condition morbide locale ou constitutionnelle, à laquelle tient la dyspepsie elle-même. On voit aussi de quelle importance il est que le médecin chargé de diriger le traitement thermal porte un diagnostic attentif et certain. En effet, il arrivera une de ces trois choses :

Ou les conditions morbides étrangères à la dyspepsie sont de nature à être avantageusement modifiées par les eaux de Vichy, et alors il importe de diriger dans ce sens particulier l'administration du traitement thermal; ou bien les eaux de Vichy ne sauraient remplir elles-mêmes toutes les indications réclamées par ces conditions morbides, et il faut alors ajouter au traitement thermal tel ou tel moyen indiqué dans la circonstance; ou bien enfin il se découvre à côté de la dyspepsie des contre-indications formelles au traitement thermal, il faut naturellement renoncer à celui-ci, ou le renvoyer à une époque ultérieure.

Ce dernier cas, s'il est de beaucoup le plus rare, n'est cependant pas le moins important à connaître. Mais, en résumé, on peut établir que les eaux de Vichy, moyennant qu'elles se trouvent adaptées à toutes les indications existantes, et qu'aux modes variés d'administration qu'elles présentent on ajoute au besoin des moyens thérapeutiques auxiliaires, offrent d'immenses ressources contre la dyspepsie et les états morbides qui l'accompagnent le plus habituellement.

Il n'en est plus de même dans la *gastralgie*.

La seule forme de gastralgie dans laquelle nous avons obtenu du traitement thermal de Vichy des résultats réellement avantageux, c'est celle par accès déterminés, crampes d'estomac, accès de gastralgie. Dans aucun cas de ce genre, nous n'avons encore vu manquer les effets du traitement, dans le sens soit de la guérison, soit au moins d'une atténuation considérable de ces accidents si douloureux.

Dans tous les autres cas, de douleur cardialgique fixe, continue ou non, ou nous n'avons obtenu aucune amélioration, ou même le traitement a dû être interrompu, sous peine de voir les symptômes de la gastralgie s'accroître sous son influence.

Voici comment ces résultats peuvent s'interpréter :

Il est difficile d'admettre que le traitement thermal possède une action salutaire directe sur des accidents de forme purement névralgique. Ce n'est guère qu'en agissant sur des conditions générales de l'organisme, ou sur certains états organiques ou fonctionnels dont ces accidents névralgiques dépendent, que ceux-ci peuvent rentrer sous l'empire des eaux de Vichy.

D'un autre côté, l'existence actuelle de symptômes névralgiques contre-indique généralement l'usage du traitement thermal, qui manque rarement de les exaspérer.

Il faut donc deux conditions pour que les eaux de Vichy puissent être employées utilement dans la gastralgie. Il faut, d'une part, que cette gastralgie tienne à des causes organiques ou fonctionnelles qui soient de nature à être effectivement modifiées par ces eaux; il importe, d'une autre part, que les phénomènes névralgiques n'existent pas actuellement. et ne se trouvent pas ainsi exposés à être exaspérés par le traitement.

Cette double circonstance peut se rencontrer, en effet, dans la gastralgie, par accès périodiques.

Il est facile, et c'est une circonstance capitale, de n'administrer le traitement que pendant les intervalles des manifestations de la maladie, et à des époques qui s'en trouvent aussi éloignées que possible.; et nous devons admettre que toutes les gastralgies que nous avons traitées, tenaient à des conditions propres à être modifiées dans un sens favorable par le traitement.

Il n'en est plus de même dans les autres formes de la gastralgie, alors que la douleur cardialgique se montre d'une manière continue, sinon permanente. Le traitement venant à coïncider avec la manifestation, risque fort de l'exaspérer, ou du moins a beaucoup moins de prise sur elle, et, dans quelques circonstances, nous avons vu la santé générale s'améliorer, la digestion même altérée se rétablir, sans que la douleur cardialgique s'en trouvât très-sensiblement modifiée. Ceci paraît tenir à ce que l'élément névralgique peut s'être fait, primitivement ou consécutivement, une existence propre, et jusqu'à un certain point indépendante des autres conditions de l'organisme. La gastralgie ne serait pas alors symptomatique, mais essentielle.

Tels sont les principes généraux de l'application des eaux de Vichy à la gastralgie. On voit combien, sous ce rapport, comme sous tant d'autres, la distinction entre la gastralgie et la dyspepsie est importante à établir.

Nous avons dû entrer dans quelques développements au sujet de la dyspepsie et de la gastralgie, ces deux état qui sont peut-être, à eux seuls, aussi communs que tous les autres états pathologiques ensemble, car ils se lient presque immanquablement, à un degré quelconque, à la plupart des dérangements de la santé. Nous nous contenterons de quelques courtes indications, relativement à d'autres maladies, ou altérations fonctionnelles dominantes, de l'appareil gastro-intestinal.

On envoie à Vichy des *cancers d'estomac.* Nous ne sup-

posons pas que ce soit avec l'espérance de la voir guérir; mais quand les malades ne sont pas encore *in extremis*,
c'est sans doute dans l'espoir de les soulager et de ralen-
tir les progrès du mal. Mais ce sont là des espérances vai-
nes, et le traitement thermal nous a paru plutôt propre à
accélérer qu'à modérer la marche de la maladie. Mêmes
remarques à propos du cancer de l'intestin.

On rencontre encore de ces *vomissements* singuliers, d'apparence tout essentielle, qui reviennent tous les jours, en
général aussitôt après le repas, et n'empêchant pas, du
reste, l'appareil digestif d'assimiler ce qui reste, la nutrition de s'entretenir, et la santé générale de se soutenir ;
ou bien de ces *pneumatoses* énormes qui rendent la vie de
société presque impossible. Tous ces malades ne viennent,
en général, à Vichy, qu'après avoir épuisé toutes les ressources de la thérapeutique. Les effets des eaux, fort
remarquables dans les vomissements, sont beaucoup plus
inconstants dans les pneumatoses.

Les maladies des *intestins* sont, de toutes les maladies
qu'on trouve à Vichy, celles peut-être dont le traitement
est le plus difficile et réclame le plus d'attention.

Parmi ce qu'on désigne un peu arbitrairement sous le
nom d'*entérite* (mais c'est à propos des maladies chroniques que l'on s'aperçoit surtout de l'insuffisance et de
l'incorrection de la nomenclature médicale, et ce n'est pas
la nomenclature de M. Piorry qui y changera rien), il y
a les diarrhées, et puis ces cas où l'on observe des alternatives de diarrhée et de constipation, avec ballonne-
ment habituel, sensibilité du ventre, surtout vers la région
cœcale. Bien des cas de ce genre, répondant parfaitement
à ce qu'on observe dans la dyspepsie proprement dite,
semblent mériter le nom de *dyspepsie intestinale*. Mais il

y a là toute une pathologie à faire. C'est dans ces derniers cas surtout que les eaux réussissent, mais toutefois administrées avec une infinie réserve et dirigées avec une attention soutenue. On a de moins heureux résultats dans les diarrhées anciennes et continues, dans les diarrhées séreuses surtout où l'on n'obtient pas grand'chose ; mais dans les diarrhées glaireuses, pseudo-membraneuses surtout, on a plus de chances de réussir. Nous ne devons pas oublier de signaler les services considérables que les eaux de Vichy rendent dans les périodes terminales et consécutives des dyssenteries d'Afrique.

LETTRE IX.

MALADIES DU FOIE

Action spéciale des eaux de Vichy dans les maladies du foie. — Engorgements du foie. — Nature présumée de la maladie. — Ascite et Anasarque dépendant de maladies du foie. — Résultats du traitement thermal dans l'engorgement du foie. — Coliques hépatiques. — Sont-elles toujours calculeuses? — Action des eaux de Vichy sur les calculs biliaires. — Le traitement thermal réveille les coliques hépatiques. — Mode d'administration de ce traitement.

Les eaux de Vichy présentent certainement une aptitude toute particulière au traitement des maladies du foie. La notoriété qu'elles possèdent à cet égard n'a rien d'exagéré, bien qu'elle ait besoin d'être mieux raisonnée; et non-seulement le traitement thermal avec tous les moyens dont il dispose, mais encore l'eau minérale transportée, se trouvent

légitimement indiqués dans la plupart des cas où les fonctions du foie sont troublées ou bien la texture de cet organe superficiellement altérée.

Les effets directs que l'eau de Vichy exerce dans ces maladies s'expliquent peut-être par la facilité avec laquelle
les agents médicamenteux qu'elle renferme abordent l'appareil hépatique; on peut dire en effet que c'est de première
main que le foie reçoit les principes minéralisateurs introduits dans l'estomac et saisis par les vaisseaux absorbants.
Il serait intéressant d'analyser le foie d'animaux soumis depuis quelque temps à un régime d'eau de Vichy. Cet organe ne retiendrait-il pas une partie des éléments chimiques
qui s'y rencontrent? Et la bile elle-même ne viendrait-elle
pas à s'en charger, de manière à se trouver effectivement
modifiée dans sa composition, et à remplir l'office d'agent
d'élimination? Il est superflu, jusqu'à ce que ces expériences, très praticables, aient été faites, d'insister davantage
sur ces suppositions. Contentons-nous de signaler ce fait
incontestable, que, dans l'administration de l'eau de Vichy,
c'est l'appareil hépatique qui reçoit le plus directement et
le plus rapidement les éléments minéralisateurs introduits,
que ce soit à titre de simple passage ou d'organe conden-
sateur, comme on l'appelle volontiers aujourd'hui.

Cependant, il s'en faut que les eaux de Vichy se trouvent indiquées dans tous les cas où le foie est malade. Alors
que l'altération de cet organe est constituée par la présence
d'éléments nouveaux, ou par la dégénérescence des éléments
du foie, par exemple cancer, tubercules, tissu fibreux, hyda-
tides, cirrhose même, le traitement thermal de Vichy n'a
rien à faire alors : son moindre inconvénient serait de demeurer impuissant contre de telles altérations.

Il n'y a point d'année que nous ne voyions arriver à Vichy

des malades atteints d'ascite ou d'anasarque dépendant d'une maladie du foie. A cette époque de la maladie, le diagnostic anatomique de l'affection hépatique est ordinairement impossible à établir avec précision, l'épanchement abdominal soustrayant le foie lui-même à toute inspection directe. La plupart de ces malades succombent à Vichy, les autres ont grand'peine à s'en retourner chez eux. Cirrhose ou cancer du foie, tel est en général le diagnostic que la marche de la maladie, à défaut de données plus précises, nous permet de porter. Nous ne pouvons qu'engager vivement les médecins à épargner aux malades qui se trouvent dans de telles conditions un voyage sans résultat possible, et il est d'ailleurs un degré d'altération de la santé où le changement de milieu et de régime, si favorable par lui-même dans tant de circonstances, entraîne au contraire une aggravation assurée.

La maladie du foie au traitement de laquelle les eaux de Vichy se montrent surtout appropriées, c'est l'engorgement du foie. Qu'est-ce que l'engorgement du foie ?

Chacun de nos organes présente une aptitude particulière vers tel état pathologique. Dans l'encéphale, ce qu'on observe surtout, ce sont des modifications variées et passagères de la circulation sanguine, c'est la congestion encéphalique; les poumons sont surtout disposés à l'inflammation aiguë franche; le foie, la rate, à l'engorgement chronique ou subaigu; dans ce dernier organe, sous l'influence à peu près exclusive des fièvres d'accès, dans le premier, outre ce même ordre de causes, sous l'influence présumable de dérangements dans les fonctions digestives, et d'autres fois encore, si l'on peut ainsi dire, *proprio motu*. L'engorgement du foie se montre souvent comme une maladie simple et primitive, au moins dans le ressort de nos moyens d'observation.

Il existe une notable analogie de structure entre le foie et le poumon. Ces deux organes sont essentiellement constitués par un tissu cellulaire abondant et par une circulation sanguine extrêmement active, appartenant à un double système, et en outre, par un système de canaux afférents aux fonctions particulières de chacun d'eux.

Exposé, par la pénétration de l'air atmosphérique, à toutes sortes de vicissitudes, le poumon est sujet aux inflammations franches et aiguës dont le foie, protégé de toutes parts, se trouve à peu près exempt, dans nos climats au moins. En outre, l'élément fluxionnaire sub-aigu et l'élément catarrhal, lorsqu'ils se portent sur l'appareil pulmonaire, trouvent à se fixer et à se dépenser en quelque sorte sur la muqueuse bronchique, qui par ses infinies ramifications, fait corps avec le parenchyme de l'organe. Les canaux hépatiques n'offrent au foie rien de semblable, de sorte que les mêmes éléments morbides ne peuvent que s'épuiser dans le tissu de l'organe lui-même. De là peut-être ces engorgements qui ne peuvent guère se définir anatomiquement que par l'idée d'un épaississement du parenchyme celluleux de l'organe, consécutif parfois à une inflammation aiguë ou à une congestion, mais quelquefois aussi primitif, et semblant tenir le milieu entre l'inflammation chronique et l'hypertrophie.

Voici les divisions que nous avons pu établir entre les cas nombreux d'engorgement que nous avons eu à observer.

Quelques-uns avaient succédé à des accidents aigus, ayant revêtu tantôt la marche d'une véritable hépatite, tantôt l'apparence plus simple et plus rapide de coliques hépatiques. Cela répondait à l'idée d'une maladie aiguë passée à l'état chronique. L'engorgement hépatique nous a semblé, dans quelques circonstances, lié à l'existence de coliques hépatiques calculeuses.

Dans un certain nombre de cas, l'engorgement du foie avait paru se développer consécutivement à des troubles fonctionnels de l'appareil digestif, de forme dyspeptique.

D'autres fois, il s'était développé graduellement sans trouble fonctionnel déterminé. Il avait toute l'apparence d'une maladie essentielle.

D'autres fois, enfin, il était symptomatique d'une maladie du cœur.

La physionomie et la gravité de ces engorgements du foie varient singulièrement, suivant que les fonctions du foie, ou les fonctions digestives, ou la santé générale sont plus ou moins altérées.

Il peut y avoir un ictère léger ou très-foncé, des douleurs hépatiques, de la sensibilité dans tout l'organe, ou bien l'augmentation de volume du foie, générale ou partielle, avec ou sans déformation, ne s'accompagner à peu près d'aucun autre symptôme hépatique. De même les digestions peuvent également s'exercer en apparence d'une manière normale, les selles être naturelles. Enfin, il peut y avoir de l'amaigrissement, de la débilité, ce qui arrive ordinairement s'il existe un ictère prononcé, accompagné de prurit surtout ; il peut y avoir de l'œdème dans les membres inférieurs, de l'ascite rarement.

Ces engorgements simples du foie ne paraissent pas offrir par eux-mêmes une gravité absolue, dans ce sens qu'ils ne menacent pas directement la vie. Aussi les occasions de les étudier anatomiquement ne se montrent-elles presque jamais. Mais ce sont des maladies souvent longues, rebelles à la thérapeutique ordinaire, et qui doivent toujours laisser craindre par leur prolongation quelque transformation funeste. Les altérations organiques ou hétéromorphes sont sans doute très-souvent primitives comme le cancer dans l'estomac, l'utérus, la mamelle, le foie : mais nul doute que les désordres chroniques, fonctionnels ou organiques de ces mêmes organes, ne leur constituent un terrain fertile où elles viennent aisément s'implanter, pour peu que la constitution s'y prête ; alors que la préservation, par l'hygiène ou la thérapeutique, de ces conditions favorables à leur développement, eût dû en écarter indéfiniment l'apparition.

Telle est l'idée générale qu'on peut se faire de ces engorgements du foie que nous rencontrons en si grand nombre à Vichy. Les effets du traitement thermal ne sont pas, dans tous les cas, également prononcés : sous cette apparence extérieurement identique de simple accroissement de volume de l'organe, il se cache sans doute des différences d'organisation que nous ne savons pas définir. Mais dans ce cas encore, comme dans tant d'autres, il est bien rare que l'on n'obtienne pas du traitement thermal, sinon la guérison recherchée, au moins un certain degré d'amélioration des conditions générales ou locales, d'autant plus précieuse que l'insuccès du traitement thermal laisse en général peu de chances à une meilleure réussite d'un traitement quelconque.

Nous avons remarqué, au sujet du degré d'ancienneté de la maladie, qu'une date trop récente ou trop ancienne était également peu favorable aux résultats du traitement. C'est entre dix-huit mois et quatre ans de durée que la résolution de ces engorgements nous a paru s'opérer le plus facilement.

Nous n'avons jamais vu le traitement réussir, à peine avons-nous pu le faire tolérer, dans les cas d'ascite ou d'anasarque considérables; il est vrai que, dans tous ces cas, le diagnostic de l'altération organique du foie, au point de vue de sa nature, nous a laissé quelques doutes. Mais lorsqu'on croit avoir de bonnes raisons pour n'admettre qu'un engorgement simple, un œdéme des extrémités inférieures et même un léger degré d'ascite ne contre-indiquent pas le traitement, pas même toujours les bains, moyennant que l'action de ces derniers soit surveillée de fort près.

Les effets primitifs du traitement s'exercent surtout sur les conditions générales de la santé et les fonctions digestives, ou demeurent dans un grand nombre de cas inappréciables. Ce n'est, en général, que consécutivement, soit à la fin du traitement, soit même après un laps de temps notablé écoulé, que l'organe malade lui-même paraît subir à son tour l'influence du traitement : remarque déja faite depuis longtemps par Prunelle.

Lorsque l'état des organes digestifs ne s'y oppose pas, il faut employer les eaux à dose un peu élevée. L'engorgement du foie est une maladie où l'eau minérale peut, avec le plus d'avantage, être administrée en assez grande proportion, et être ainsi tolérée sans peine. Il pourrait être intéressant de rechercher si la cause en est dans l'état du foie lui-même.

Les *coliques hépatiques* sont une des maladies dans lesquelles on peut le plus sûrement compter sur les effets thérapeutiques de l'eau de Vichy. Cependant elles soulèvent souvent une question de diagnostic : sont-elles ou non calculeuses? et même s'agit-il réellement de coliques hépatiques?

Si l'on n'entendait absolument établir le diagnostic des coliques hépatiques calculeuses que sur la constatation directe des concrétions biliaires, on demeurerait dans le plus

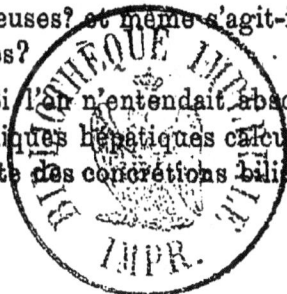

grand nombre des cas dans l'impossibilité de le préciser. Il est assez rare en effet que l'on arrive à pouvoir saisir sur le fait cette circonstance importante ; la cause en est certainement dans la répugnance que sollicite en général ce genre de recherches, mais surtout dans la difficulté d'en obtenir des résultats formels. Il ne suffit pas en effet de chercher ces concrétions, parmi les matières des déjections, à la suite des coliques ; il faut remarquer qu'elles ne peuvent manquer, dans beaucoup de circonstances, de s'arrêter durant le long trajet intestinal qu'elles ont à parcourir, pour être expulsées au moment où l'on s'y attend le moins, alors qu'elles s'étaient soustraites au premières explorations.

Nous croyons, dans un article publié il a plusieurs années, dans le *Supplément au dictionnaire des dictionnaires de médecine*, nous croyons nous être prononcé d'une manière trop exclusive au sujet de la nature calculeuse des coliques hépatiques. Il est impossible de n'être pas frappé de la ressemblance qui existe souvent entre ces coliques et certains accès de gastralgie ou d'entéralgie : on a beaucoup à apprendre encore au sujet des névralgies de l'abdomen. Nous avons vu des entéralgies simuler d'une manière frappante la colique néphrétique. La manière dont s'acomplit, pendant la durée ou à la suite des accès la mixtion, peut suffire pour éclairer alors le diagnostic. Nous avons également remarqué plus d'une fois que des accidents de ce genre, simulant la colique hépatique, étaient accompagnés ou suivis d'une émission abondante de ces urines décolorées que l'on désigne sous le nom *d'urines nerveuses*. Cette circonstance, qui nous paraît peu conciliable avec l'idée de colique hépatique calculeuse, peut annoncer qu'il s'agit d'une véritable hépatalgie, et quelquefois, peut-être, d'une entéralgie dont le siége se rapprocherait du foie.

Nous devons rappeler ces difficultés de diagnostic, déjà maintes fois signalées du reste depuis plusieurs années, d'autant plus fâcheuses qu'elles se rapportent à des faits de caractère fort différent, et qui comportent nécessairement de notables différences dans le traitement. Cependant hâtons-nous d'ajouter que le traitement thermal de Vichy paraît également indiqué dans des circonstances en apparence aussi diverses, ce qui n'étonnera pas absolument, puisque nous l'avons vu nous fournir d'excellents résultats dans la forme de gastralgie qui précisément se rapproche le plus des accidents auxquels nous faisons allusion.

Il est incontestable que les eaux de Vichy constituent un traitement remarquablement efficace des coliques hépatiques calculeuses, cette maladie contre laquelle la thérapeutique offre si peu de ressources. Comment agissent-elles? Est-ce en dissolvant ou en délayant les concrétions biliaires, sans doute par l'entremise de la bile qui, chargée des principes chimiques de l'eau de Vichy, apporterait dans la vésicule biliaire les matériaux de cette dissolution ? Il y a beaucoup d'objections à faire à cette dissolution qu'admet avec certaine réserve cependant notre honorable collègue M. Willemin, dans un très bon mémoire qu'il a publié sur les coliques hépatiques et leur traitement par les eaux de Vichy. Il ne faut pas oublier entre autres choses que les eaux ne sont pas moins salutaires dans le traitement des concrétions de cholesterine que dans celui des concrétions de matière colorante, bien qu'on ne puisse leur attribuer, sur les premières, aucune action chimique quelconque.

Des recherches que nous avons faites touchant l'étiologie des calculs biliaires, et que nous avons publiées il y a quelques années, nous ont porté à admettre que ces concrétions se formaient généralement par suite d'un ralentissement dans le cours de la bile cystique, parfois de la bile hépatique, ou de quelque obstacle apporté à sa libre circulation. Il est probable que les eaux de Vichy agissent surtout en accélérant le cours de la bile, en imprimant une activité particulière aux sécrétions hépatiques, en apportant aux organes excréteurs une tonicité nouvelle, peut-être enfin en modifiant, sous le rapport chimique, la production de la bile, mais non pas sans doute de la manière que l'on a supposée.

Il est certain que, sous l'influence du traitement thermal, l'expulsion des calculs se trouve singulièrement facilitée, sans douleurs quelquefois, mais plus souvent avec des coliques, qui surviennent à Vichy même, ou immédiatement après le traitement thermal. Quelquefois même cette disposition du traitement thermal à provoquer des coliques est tellement forte, que l'on voit les malades demeurer incessamment sous l'imminence de coliques qui se reproduisent à de courts intervalles, et se réveillent surtout dès que les limites d'une excessive réserve dans l'administration du traitement se trouve un instant dépassées. Ce sont des faits de ce genre qui nous ont certainement fourni les cas les plus difficiles en fait de direction du traitement thermal. Il faut une extrême persévérance pour continuer la médication à travers ces douleurs extrêmes, ces crises violentes, et le découragement ou l'inquiétude qui saisissent le malade ; en même temps, il faut apporter une délicatesse infinie dans l'administration des eaux, une surveillance de tous les instants pour le régime, enfin un recours discret et opportun aux moyens, si souvent stériles, malheureusement, que la thérapeutique peut opposer à ces phénomènes douloureux. Du reste, les coliques hépatiques qui surviennent pendant ou aussitôt après le traitement thermal, annoncent presque toujours précisément une atténuation considérable de la maladie, sinon son entière disparition, et nous n'avons

jamais eu à regretter d'avoir insisté, dans les cas auxquels
nous venons de faire allusion, sur l'usage des eaux, au moins
dans les limites qu'il nous semblait possible d'atteindre. Nous
devons ajouter que nous avons vu ces coliques hépatiques,
survenues pendant la durée du traitement thermal ou immédiatement après, s'accompagner beaucoup plus souvent de
l'expulsion de calculs biliaires, que les coliques précédentes.

Le traitement des coliques hépatiques, à Vichy, est généralement fort simple. Des bains quotidiens et qu'il est inutile de prolonger beaucoup, l'eau de l'*Hôpital*, si l'état de
l'estomac en indique l'usage, le plus souvent celle de la
Grande-Grille, dont la dose ne doit jamais dépasser de six
à sept verres, telle en est la formule habituelle. Cependant
nous y ajoutons souvent des douches ascendantes, indiquées par la constipation habituelle dans cette maladie, et,
quand il n'existe pas de menace actuelle de coliques hépatiques, des douches sur la région hépatique. S'il existe une
disposition formelle aux coliques, il faut s'en tenir à l'eau de
l'*Hôpital*, à très-faibles doses, coupée même d'une infusion
quelconque, et aux bains de l'*Hôpital*, tous les deux ou
trois jours. Si les coliques éclatent, on suspend aussitôt le
traitement thermal, pour le reprendre, avec ménagement,
mais assez promptement après la disparition des douleurs.
Cependant il est bon de ne pas trop se hâter et de savoir
résister, autant que possible, à l'impatience des malades.

Dans les cas ordinaires, le traitement doit être un peu
prolongé, et se continuer, s'il est possible, pendant trente
ou quarante jours. Il n'est pas moins nécessaire de revenir
à Vichy, même quand les coliques ne se sont point repro-
duites, car, dans ces sortes de maladies, on ne sait jamais
au juste où l'on en est, et il faut qu'un traitement, pour
devenir curatif, dépasse les limites nécessaires, si l'on veut
être assuré qu'il ait atteint un degré suffisant.

LETTRE X.

GOUTTE.

Historique de la goutte à Vichy. — Deux partis en présence. —
Intervention de l'Académie de médecine. Opinions exagérées. —
Etude de la pathogénie de la goutte. — Analyse physiologique et
chimique des phénomènes qui servent à caractériser cette maladie.
— Analyse de l'action thérapeutique des eaux de Vichy dans la
goutte. — C'est aux phénomènes physiologiques, et non point aux
phénomènes de la goutte, que s'adresse le traitement thermal. —
Considérations sur la meilleure direction à donner à ce traitement.

Il n'est pas nécessaire, pour disserter utilement sur une
maladie ou sur médication, de posséder une théorie complète de l'une ou de l'autre. Le champ de nos communications,
sinon de nos études, se trouverait dans ce cas singulièrement restreint, ou bien on se croirait obligé de se lancer
dans ces théories qu'il est si agréable de construire, mais

qu'il serait prudent d'abandonner quand on a pu se convaincre qu'elles sont inhabiles à se soutenir d'elles mêmes. Ces réflexions sont entièrement applicables au sujet sur lequel je me propose de faire porter cette étude.

La goutte et les eaux de Vichy. Assurément, s'il nous fallait d'abord définir ce qu'est la goutte comme maladie, et ce que sont les eaux de Vichy comme médication, nous nous trouverions aussi embarrassé que des plus habiles que nous le seraient à notre place. Mais de ce que nous ne sommes à même, ni les uns ni les autres, de définir avec précision la maladie goutteuse, ou la médication thermale de Vichy, cela ne veut pas dire que nous ne puissions pénétrer jusqu'à un certain point dans l'un et dans l'autre de ces sujets, et formuler ce que l'observation clinique et ce que la réflexion nous ont appris à leur endroit. C'est sur un semblable terrain que se tiendra cette étude. Cependant, comme nous allons rencontrer sur ce sujet des théories qui n'ont pas été présentées avec la réserve dont nous venons de signaler l'opportunité sur une matière aussi obscure encore, nous serons naturellement obligé de les discuter.

Nous entrerons immédiatement en matière. La goutte est une maladie suffisamment connue sinon dans son essence, au moins dans ses formes, pour qu'il soit inutile d'insister sur les différents points de son histoire auxquels nous aurons à faire allusion.

Dans les premiers temps de notre séjour à Vichy, on nous a souvent adressé la question suivante : « Êtes-vous pour ou contre la goutte ? « Cela voulait dire : « Consentez-vous à traiter les goutteux par l'eau de Vichy ? » Depuis les querelles célèbres que l'antimoine et le quinquina ont autrefois allumées dans la Faculté, dans le parlement et dans la ville, semblable chose ne s'était point vue. Les moyens ter-

mes n'étaient pas admis. Les médecins de Vichy étaient pour
ou contre la goutte, et leur clientèle respective, se croyant
tenue à prendre un parti dans cette grave question (les eaux
minérales portent beaucoup à la médecine), se partageaient
en deux camps, pour ou contre la goutte. — Quant à nous,
un peu embarrassé sur ce terrain nouveau, nous fûmes
bientôt classé : honoré de l'estime et de l'amitié de Prunelle,
il fut entendu que nous étions contre la goutte, et les goutteux commencèrent par nous fuir obstinément.

Ayant entrepris de retracer, dans ces lettres, tout ce qui
se rapporte à la pratique de Vichy, nous devons y donner
place à cet épisode, demi-burlesque et demi-sérieux, qui
appartient à l'histoire de Vichy, et qui appartient également,
si l'on veut, à l'histoire de l'esprit médical. Comme nous n'a-
vions, sur cette question de la goutte aucun engagement,
ni aucun parti pris, nous avons pu la juger, au moins avec
une complète impartialité, première qualité d'un historien.

Cependant, justement émus des contradictions de deux
médecins, tous deux officiels, nantis tous deux d'une clientèle imposante, dont l'un menaçait des plus grands périls
les goutteux assez imprudents pour se traiter à l'eau de Vichy, et dont l'autre, semblant narguer ces importants pro-
nostics, abreuvait les malades de doses considérables, les
goutteux (on sait que la goutte forme une des classes les
plus intelligentes et les plus opulentes de la nosologie)
envoyèrent une députation au ministre de l'agriculture et
du commerce, pour lui représenter la nécessité de faire
cesser cet état de choses. Le ministre, n'osant
prendre lui-même un arrêté qui condamnât ou prescrivît
l'eau de Vichy, renvoya l'affaire à l'Académie de médecine.
Mais l'Académie ne pouvait pas faire plus que le Ministre,
en cette circonstance. Mise en demeure, la savante compa-

gnie nomma une commission, dont le rédacteur fut notre
excellent et regretté collègue, Patissier.

Mais un seul des antagonistes s'était présenté dans la
lice, Prunelle, et la science et l'art ont plus d'un reproche
de ce genre à adresser à sa mémoire, avait fait défaut. Cependant, malgré le silence, faut-il dire, de la partie adverse,
malgré les nombreuses observations apportées par M. Petit,
et les tendances très-formelles du rapporteur dans le même
sens, l'Académie rendit l'arrêt, c'est-à-dire formula les
conclusions suivantes : « Les faits, quelque importants qu'ils
nous paraissent, ne suffisent pas pour décider une question
si difficile et si compliquée ; mais tels qu'ils sont, ils permettent au moins d'établir que les eaux de Vichy ont été
jusqu'ici plutôt utiles que nuisibles. »

Cette réponse, qui n'en était pas une, l'Académie n'en
pouvait faire d'autre. Nous voyons, dans le sein de cette
célèbre compagnie, les discussions les plus considérables
et les plus approfondies fournir d'intéressantes études, mais
n'aboutir, malgré l'intervention des hommes les plus autorisés, à aucune conclusion possible. Comment l'Académie
aurait-elle pu, sans risquer de se compromettre, formuler
une décision sur la foi d'observations qu'aucun de ses
membres n'était en mesure de contrôler ou de répéter luimême ? Et d'ailleurs, on sait bien qu'en thérapeutique, il ne
suffit pas d'aligner une série d'observations pour prouver
quelque chose.

Voilà pourquoi, en dépit des goutteux, du ministre et de
l'Académie, on nous demandait si nous étions pour ou contre la goutte.

Ces discussions, du reste, où l'intérêt scientifique se laisse
étouffer par la personnalité, n'aboutissent jamais. En quoi
toutes les querelles dont Vichy s'est trouvé le théâtre pen-

dant vingt ans, à l'occasion de la goutte, et les pamphlets en vers et en prose dont elles ont été le sujet, ont-elles avancé l'histoire pathologique de la goutte, ou fait faire quelques progrès à la thérapeutique de cette maladie? La question en est toujours au même point. Les choses s'y passent plus pacifiquement, voilà tout.

De l'histoire, passons maintenant à la critique, et exposons ce que, d'après les observations des autres et d'après notre expérience personnelle, nous croyons pouvoir dire de la goutte, relativement au traitement thermal de Vichy.

Il est arrivé ce que l'on pouvait aisément prévoir, c'est que la vérité nous a paru résider entre les opinions extrêmes que nous avions trouvées régnantes à Vichy.

Nous avons reconnu, avec M. Petit, que le traitement thermal de Vichy exerçait une influence manifeste et favorable sur la diathèse goutteuse, mais en nous gardant bien de le suivre dans ses théories qui nous paraissent absolument inacceptables ni dans un mode de traitement qui porte le moule exact de ses théories. Nous avons, comme Prunelle, porté toute notre attention sur les indications et les contre-indications que la goutte présente soit à l'emploi des eaux de Vichy, soit à tel ou tel mode d'administration de ces eaux; mais nous nous sommes gardé de pousser, comme il l'a fait, cet esprit de critique jusqu'à une négation à peu près absolue.

Ce qu'il importe de savoir, ou du moins d'étudier, c'est dans quels cas et dans quelles limites le traitement thermal de Vichy peut agir sur la diathèse goutteuse, et la modifier en quelque chose.

L'idée qui, dans beaucoup d'esprits, relie l'application de Vichy au traitement de la goutte, réside dans l'opposition de la nature alcaline de ces eaux avec les acides que l'on suppose constituer l'élément dominant de la goutte. M. Petit n'est pas le seul qui ait écrit que l'existence d'acides en excès dans l'économie constitue la cause déterminante de la goutte. Nous connaissons beaucoup de médecins distingués qui n'en voient pas davantage dans la pathogénie de cette maladie ; mais il faut, il nous semble, une certaine inattention pour s'arrêter seulement devant ce qu'on nous permettra d'appeler une pareille hérésie médicale !

D'abord il est inexact de considérer les acides comme constituant la matière de la goutte; ce sont des produits azotés qui forment des dépôts articulaires et urinaires qui ont surtout attiré l'attention dans l'étude de cette maladie.

Les phénomènes vitaux qui constituent les maladies à leur principe, entraînent des modifications dans la texture de nos tissus ou dans la composition de nos humeurs, lesquelles modifications donnent naissance à des combinaisons nouvelles, réfractaires à l'assimilation, ou étrangères aux transformations normales, et, par conséquent, destinées à être éliminées par une voie quelconque, ou bien résorbées par un mécanisme peu connu, sous peine de créer dans l'organisme des produits morbides, organisés ou non, qui deviennent à leur tour un des éléments de la maladie elle-même.

Ce qui sépare surtout l'école dite organicienne des écoles vitalistes, c'est que la première base toute sa nosologie sur la considération de ces modifications de texture ou de composition, au point de vue soit de leur siège, soit de leur nature, attendant ainsi que la maladie se soit matérialisée pour la caractériser. Mais jamais l'école organicienne n'a commis cette faute de prendre pour des causes ce qu'elle envisageait seulement, et par nécessité, comme des caractères. Ce que nous combattons ici, ce ne sont, il faut bien le remarquer, que des erreurs, au moins ce que nous tenons pour telles, isolées et qui ne sont imputables à aucune doctrine.

Il est donc bien entendu que, lorsqu'on vient nous dire que c'est un principe acide qui est la cause déterminante de la goutte (Petit), ou bien que l'urate de soude est la cause matérielle de la goutte (Cruveilhier), c'est une médecine à part que l'on fait à propos de cette maladie.

A-t-on jamais dit que la cause de l'inflammation était un principe albumineux, parce que l'inflammation fournit des produits albumineux? Pourquoi donc, de ce que la goutte fournit des produits d'une certaine composition chimique, en conclurait-on que la goutte reconnaît pour cause un excès d'acides ou de principes azotés? Pourquoi ce qui serait un contre-sens ailleurs, deviendrait-il ici une vérité?

De même que dans l'inflammation, l'élément albumine qui existe dans nos organes, pour les besoins de la nutrition, s'amasse, s'agrège et revêt les formes d'exsudation ou de suppuration que l'on sait, de même dans la goutte les principes azotés que renferment soit le sang, soit nos tissus, et qui sont destinés soit à s'incorporer avec eux par le phénomène de l'assimilation, soit à être éliminés, spécialement par l'appareil rénal, se réunissent vers les points d'élection de la maladie, en vertu des phénomènes fluxionnaires qu'elle détermine, et peuvent à la longue engendrer ces produits que l'on connaît. Maintenant, pourquoi ce départ de l'albumine dans un cas, de l'azote dans l'autre? C'est le secret de la vie, secret dans lequel nous pénétrerons, sans doute, plus avant que nous n'ayons faits jusqu'ici, mais qui, sans doute aussi ne se révélera jamais complétement à nous.

7

Sans contester donc qu'il y ait aucune utilité à s'efforcer
de modifier ces produits de la maladie, nous dirons que ce
serait une puérilité que de s'y attacher au point de vue de
la guérison de la maladie elle-même. Si les eaux de Vichy
n'avaient d'autre effet que de détruire, à mesure qu'ils s'accu-
muleraient, ces produits de la diathèse goutteuse, il faudrait
encore les employer sans doute ; mais ce ne serait assurément qu'une médication bien accessoire, puisque, ne touchant en rien à la diathèse, elle laisserait le malade incessamment en proie aux retours des accidents qu'elle ne serait propre ni à conjurer, ni à atténuer. Mais la médication thermale de Vichy fait mieux que cela. C'est à la diathèse, à la goutte elle-même qu'elle s'attaque, non pas,
sans doute, à la manière d'un spécifique, dont les effets
peuvent se mesurer en quelque sorte d'avance, et surtout
s'assurer avec une certitude relative, mais comme un modificateur salutaire dans les limites qu'il lui est donné
d'atteindre, et précieux encore malgré ce qu'il a d'imparfait.

Voyons maintenant dans quel sens nous pourrons comprendre que les eaux de Vichy atteignent le principe diathésique de la goutte?

Que nous enseigne l'hygiène au sujet de la goutte, ou, si
l'on veut, que nous apprend la physiologie de la goutte ?
C'est qu'un individu chez lequel les fonctions digestives, cutanées ou urinaires, s'exercent normalement et avec un certain degré d'activité, paraît le plus possible à l'abri des atteintes de la goutte. Or, comme ce sont là, précisément, les
fonctions qui sont le plus directement afférentes à la nutrition, c'est-à-dire à l'assimilation, il est permis de croire
que la goutte consiste spécialement dans une altération
de la nutrition, peut-être pourrait-on dire dans une erreur de l'assimilation. De ce désordre dans l'assimila-

tion, résulte un départ anormal des principes azotés, et une direction vicieuse de ces mêmes principes, destinés à être éliminés.

Entrons dans quelques courts développements à ce sujet.

Il peut être considéré comme acquis à la physiologie, que l'oxygène, introduit dans le sang par l'acte de respiration, est nécessaire à l'accomplissement des deux ordres de phénomènes qui constituent la nutrition, c'est-à-dire l'assimilation, et l'élimination des divers éléments apportés à nos tissus, lesquels, réduits à leur dernière expression, sont représentés par carbone, azote et hydrogène. Il est donc permis de faire jouer, dans l'analyse intime de ces phénomènes, tel rôle que l'on voudra à la prédominance des principes azotés introduits, par exemple, eu égard à la proportion d'oxygène abordant nos tissus, ou bien à l'insuffisance de l'oxygène, eu égard à la proportion des principes azotés introduits, ce qui revient au même et peut se traduire ainsi : introduction d'une alimentation azotée excessive, alors que l'activité de la respiration et l'exercice qui en est un des principaux régulateurs n'atteint pas le degré nécessaire pour introduire une proportion d'oxygène équivalente; ou bien, inactivité absolue de la respiration, de l'exercice, insuffisance de l'oxygénation du sang, eu égard à la proportion d'azote nécessairement introduite par les aliments.

Et la traduction hygiénique de ces données chimiques et physiologiques est que, lorsqu'on use d'une alimentation considérable et surtout succulente (azotée), il faut faire beaucoup d'exercice. Ici, comme dans bien d'autres exemples, nous voyons l'observation vulgaire précéder la notion scientifique et l'analyse chimique.

Maintenant, puisque c'est aux dépens des combinaisons azotées de nos tissus que s'exerce le trouble de la nutrition

qui paraît constituer le fond de l'affection goutteuse, il est
bien évident qu'en diminuant l'introduction des aliments
azotés, vous amoindrirez ou vous retarderez la marche de
ces phénomènes de nutrition vicieuse, et par suite de leurs
manifestations. C'est ainsi que, dans le diabète, en cessant
de fournir à l'économie du sucre, vous amoindrissez les manifestations les plus graves de la maladie. Mais vous aurez
beau refuser l'azote à l'économie, vous n'en détruirez pas
pour cela la diathèse goutteuse, pas plus qu'en lui refusant
le sucre, vous ne détruisez la diathèse glucosurique. Et de
même que si cette dernière a un certain degré d'intensité,
vous aurez beau soumettre vos malades à la diète animale exclusive, ils n'en cesseront pas pour cela de montrer du sucre,
de même quand la diathèse goutteuse existe à un certain
degré, vous avez beau amoindrir indéfiniment l'introduction
de l'azote (vous ne pourrez, il est vrai, la supprimer absolument), vous avez beau pousser à l'oxygénation du sang, vos
malades n'en ont pas moins la goutte alors, et ces gouttes
sont les plus cruelles et les plus fécondes en produits, par
cela même qu'elle n'emprunte rien, la maladie, en dehors
de la force même est vicieusement dirigée de l'organisme.

Cherchons actuellement à rapprocher de ces faits ce que
nous savons de l'action des eaux de Vichy. Les théories que
l'on accepte si aisément, au sujet de l'action des eaux de
Vichy dans la goutte, supposent deux choses qui ne sont
vraies ni l'une ni l'autre : c'est que l'on posséderait la théorie pathogénique de la goutte, d'une part, et, de l'autre, la
théorie des eaux de Vichy. Mais nous pouvons faire pour les
eaux de Vichy ce que nous avons fait pour la goutte, essayer d'arriver jusqu'au point où nous cessons d'y voir clair.

Nous savons d'une manière générale, avons-nous dit plus
haut, qu'un individu chez qui les fonctions digestives, cu-

tanée et urinaire, s'opèrent d'une manière normale, et avec un certain degré d'activité, est le moins exposé possible aux atteintes de la goutte. Et comme ce sont là les fonctions essentiellement afférentes à la nutrition, nous avons conclu que l'intégrité des phénomènes de nutrition était la première condition préservatrice de la goutte, que cette affection, enfin, consistait en un vice particulier, en une erreur de la nutrition.

Or, nous pouvons établir parallèlement qu'un des effets les plus manifestes des eaux de Vichy, convenablement prises et adaptées au sujet, est de régulariser les fonctions digestives, cutanée et urinaire, et de leur imprimer une activité toute particulière, et par suite que, directement ou indirectement, les eaux de Vichy tendent à maintenir l'intégrité des phénomènes intimes de la nutrition.

Nous pouvons donc en conclure que les eaux de Vichy tendent à préserver de la goutte ou à corriger de la diathèse goutteuse, en maintenant l'intégrité de la nutrition, ou en rétablissant celle-ci troublée. Et comme ce sont les phénomènes de nutrition vicieuse qui précèdent les manifestations goutteuses, nous avons raison de dire que les eaux de Vichy agissent réellement sur la diathèse goutteuse, sur le fond de la maladie, tandis que si, au lieu de s'attaquer à cette période initiale, elles ne s'adressaient qu'à la période terminale, et aux produits chimiques qui apparaissent alors, elles ne constitueraient qu'un moyen palliatif à peine, et tout à fait accessoire.

Remarquons encore une chose : c'est que nous trouvons ici, comme dans certaines dyspepsies, comme dans certains états chloro-anémiques, que le traitement thermal de Vichy paraît agir exactement à la manière de conditions hygiéniques salutaires, auxquelles on peut donner la valeur de moyens thérapeutiques, en les faisant succéder à des conditions opposées, ainsi le séjour et surtout les occupations de la campagne, la chasse, les voyages, enfin l'exercice dans le sens hygiénique du mot.

La médication thermale fait-elle quelque chose de plus? intervient-elle plus directement dans ces phénomènes de nutrition pervertie, qui, de physiologiques, sont devenus pathologiques? La chose est vraisemblable. Mais dans quel sens et à quel degré intervient-elle? voici ce que nous ne pouvons dire; voici, du moins, ce que déclarent ignorer aujourd'hui toutes les personnes qui se sont occupées profondément et consciencieusement d'hydrologie médicale. Il y a donc de bien intéressantes études à suivre dans ce sens, et nous espérons qu'elles ne seront pas absolument stériles.

On voit cependant qu'avec cette double restriction relative à la notion pathogénique de la goutte, et à ce que nous pouvons pénétrer de l'action physiologique et thérapeutique des eaux de Vichy, ce n'est pas une médication empirique que nous opposons à cette maladie. Nous suivons des indications déterminées, et nous définissons le sens dans lequel nous croyons agir; et ceci est tout à fait important, car de ce point de vue ainsi rationnalisé, ou du point de vue de dissolution chimique que nous avons exposé précédemment, dépend absolument la direction du traitement.

De la théorie chimique de la goutte et du traitement de cette maladie par les eaux de Vichy, découle nécessairement l'emploi de ces eaux d'une manière banale, et à la plus haute dose possible, de manière à saturer et à dissoudre le plus qu'on pourra, conséquence logique, et que les malades poussent volontiers à l'absurde, et qui a rendu proverbiales les prouesses des Célestins. On sait, en effet, qu'il

n'est pas rare de voir des goutteux absorber de cette eau
de six à dix ou douze litres par jour, ce qui représente de
trente à soixante grammes de bicarbonate de soude.

Cette théorie chimique condamne encore ses partisans à
déclarer la goutte habituellement curable par les eaux de
Vichy, car celles-ci seraient alors un spécifique de la
goutte, et nous ne comprenons pas une médication spécifique qui ne guérirait pas. Mais les médecins consciencieux
déclarent que les eaux de Vichy ne guérissent pas la
goutte, aveu qui suffit à lui seul pour prouver que la théorie est erronée. Car, puisque vous dites que la goutte est
occasionnée par un excès d'acides dans l'économie, et que
d'un autre côté vous prétendez alcaliser l'économie et la
saturer au moyen de l'eau de Vichy, du moment que celle-
ci est saturée, les acides devraient être neutralisés et
la goutte guérie.

La chose serait, comme on le voit, fort aisée, et il est
bien regrettable qu'il n'en soit pas ainsi, car il n'y aurait
même plus besoin de médecins pour diriger une telle
médication.

Quant à nous, procédant d'une autre façon, moins ambi-
tieuse, mais plus conciliable en apparence avec les résultats de l'observation acquise, nous entendons simplement
placer les goutteux dans des conditions de santé générale
meilleure, et telle que la goutte ait le moins de raisons et
d'occasions pour se manifester, faire enfin thérapeutique-
ment pour les goutteux, ce que ceux-ci se font à eux-mêmes hygiéniquement par le régime et le genre de vie, mais
nous le faisons d'une manière plus formelle, plus durable,
plus essentielle en quelque sorte; aussi dirigeons-nous le
traitement dans le sens que les conditions individuelles
nous désignent, nous gardant de chercher à alcaliser nos

malades, idée chimérique heureusement, car si on y réus-
sissait, on ne ferait sans doute que substituer une maladie
à une autre, mais nous efforçant non-seulement de resti-
tuer à toutes les fonctions le degré d'activité qui leur est
nécessaire, mais même ce surcroît d'activité qui paraît le
meilleur préservatif de l'affection goutteuse, et adressant
ainsi spécialement le traitement, suivant les cas, aux fonctions digestives, cutanée, urinaire, enfin poursuivant des
indications particulières et précises, au lieu de s'attacher à
une indication unique et hypothétique. Et en agissant ainsi,
non-seulement nous en faisons une thérapeutique rationnelle, mais nous ne courons aucun des hasards qui attendent
les médications perturbatrices, dans le traitement de la
goutte.

La goutte est une de ces maladies dont il faut respecter
les manifestations, et dont on doit craindre de troubler la
marche régulière, tout en cherchant à modifier graduellement les conditions organiques qui président à leur développement. Nous ne connaissons pas une médication active
de la goutte qui ne présente ses dangers. Nous rangerons au
nombre de celles-ci les eaux de Vichy administrées à haute
dose. Ce qui, à la vérité, prévient généralement les conséquences fâcheuses d'un tel mode d'administration de ces
eaux, c'est que l'élimination des principes actifs de l'eau minérale se développant proportionnellement avec la quantité
introduite, préserve l'économie du danger d'une médication
exagérée. Mais il n'est pas prudent de compter sur la régularité de tels phénomènes : sans parler de certaines circonstances dépendantes de l'état de la tête, ou des organes thoraciques, communes chez les goutteux, qui, si elles ne
contre-indiquent pas toujours le traitement thermal d'une
manière absolue, en rendent du moins l'administration fort
délicate, nous avons été mainte fois obligé de suspendre ou

de modifier ce traitement chez des goutteux qui (malgré le terrain favorable que leur acidité prétendue offrait à l'action neutralisante des alcalins) ne parvenaient pas à le tolérer, et plus d'un exemple d'accidents graves ou mortels, consecutifs au traitement thermal, sont venus éveiller des doutes sur la part que ce dernier avait pu prendre dans leur développement.

Aussi pouvons-nous établir la proposition suivante: que la goutte est, parmi toutes les maladies que l'on traite à Vichy, une de celles dont le traitement réclame le plus de précautions et de surveillance.

Le complément naturel de cette étude sera d'exposer ce qu'en définitive les goutteux ont à espérer des eaux de Vichy.

Les eaux de Vichy ont pour effet d'atténuer les manifestations de la goutte. Les accès de la goutte aiguë et régulière deviennent plus rares et moins sévères; les déformations de la goutte chronique s'amoindrissent, et les raideurs articulaires s'assouplissent. Mais il est impossible de préciser dans quelles limites ces différents résultats pourront s'obtenir. Sans doute le degré de la diathèse, son ancienneté, la forme des accidents, les conditions d'hérédité, de genre de vie, pourront fournir des éléments au pronostic. Mais on ne peut rien établir de certain. Il y a des gouttes aiguës ou chroniques sur lesquelles, sans qu'on sache pourquoi, le traitement thermal n'a point de prise.

Cependant on doit, dans la généralité des cas, espérer que les accès de goutte s'éloigneront et deviendront plus courts en même temps que moins douloureux. C'est là ce qui arrive habituellement. Dans quelques cas, même, on a vu des intervalles de plusieurs années séparer les manifestations goutteuses. M. Petit en a rapporté des exemples. Nous en avons

7.

rencontré nous-même, mais seulement dans des gouttes
commençantes. Ces cas sont assez rares du reste.

Dans la goutte chronique, on voit souvent des nodosités
isolées disparaître entièrement; mais il ne faut pas compter
sur la résolution de déformations considérables. Des membres entièrement impotents peuvent recouvrer une partie de
leurs fonctions.

Nous devons faire encore remarquer en passant que c'est
surtout à propos de la goutte chronique et de ses déformations que la théorie de la dissolution, et de ce que nous pouvons appeler la dissolution brute, s'est exercée. La diminution ou même la disparition des tumeurs goutteuses nous
semble cependant pouvoir s'expliquer aisément sans son intervention.

Comment s'entretient ou s'accroit un gonflement ou un
tophus goutteux chronique? Par suite de la continuité in-
sensible, ou avec exacerbations, de la fluxion articulaire qui,
dans la goutte aiguë, ne s'opérait que par accès; si vous parvenez à diminuer ou à suspendre ce mouvement fluxionnaire, vous arrêtez naturellement le développement, et si
l'on peut ainsi dire, la nutrition de ces tumeurs. Mais s'ils
cessent de s'alimenter et de s'accroître, ces produits excré-
mentitiels déviés, si peu organisés qu'ils sont par eux-
mêmes, se flétrissent, et se trouvent livrés à la résorption in-
terstitielle, commune aux molécules normales et anormales
déposées dans nos tissus. Et le traitement thermal a précisément pour effet de stimuler très-activement les éléments de
cette résorption. Voici comment nous comprenons la disparition ou la diminution des tumeurs goutteuses, et cette explication nous paraît plus vraisemblable que la théorie qui
suppose que ces tumeurs se fondent tout simplement dans
l'eau de Vichy.

Nous terminerons par une remarque qui résume l'idée dominante de toute cette étude.

Il n'est pas un traitement un peu efficace de la goutte qui n'offre par lui-même quelques inconvénients ou quelques dangers pour la santé générale. Le traitement thermal de Vichy, au contraire, à la condition indispensable toutefois qu'il soit administré d'une manière rationnelle, ne peut précisément modifier d'une manière avantageuse la diathèse goutteuse, qu'en exerçant sur la santé générale une action non moins favorable.

LETTRE XI

―――――

GRAVELLE.

La gravelle peut guérir radicalement par l'usage des eaux de Vichy
― Les coliques néphrétiques sont facilement enrayées par le traitement thermal. — Les eaux de Vichy ne dissolvent pas les pierres,
dans le rein ni dans la vessie.

Il ne suffit pas, pour constituer la gravelle, de ces urines
fortement acides, sédimenteuses, colorant en rouge brique
les parois du vase; il faut qu'il se dépose, avec un sédiment
plus ou moins épais, ou même, dans une urine très-claire,
un sable criant sous le doigt, ou de petits graviers isolés. Du
reste, rien de plus variable que les produits de la gravelle,
soit pour la forme, soit pour la quantité.

Tantôt, dans les cas observés par nous, il se déposait seulement un peu de sable à la suite des fatigues ou des excès.
Tantôt la présence du sable dans l'urine était habituelle, sinon constante, et indépendante, en apparence, des condi-

tions actuelles de genre de vie et de santé générale. Quelquefois il s'y joignait des graviers multiples, semblables à des grains de plomb à tirer, ou irréguliers, d'autres fois des graviers isolés et rares. Le cas le plus remarquable que nous ayons observé, sous le rapport de l'intensité de la production du sable, est relatif à un monsieur, âgé de 39 ans, offrant, bien qu'affecté de diarrhée chronique et d'un engorgement de la rate, un assez grand embonpoint et une apparence de forte constitution. La gravelle était héréditaire dans sa famille, la goutte aussi, dont il était également atteint. Son fils, âgé de 6 ans, était aussi graveleux. Lui-même faisait remonter le début de sa maladie à sa première enfance. Il n'urinait jamais sans amener, à la fin de la miction, un peu de sable rouge pur, quelquefois une cuiller à café ; sous la moindre influence, lorsqu'il avait seulement fumé un cigare, la quantité de sable augmentait. Il ne souffrait, du reste, presque pas des reins.

La gravelle ne constitue souvent qu'une légère incommodité à laquelle on peut à peine donner le nom de maladie. Sous aucune forme, cependant, elle ne doit être négligée : car la gravelle la plus bénigne en apparence peut, alors qu'on s'y attend le moins, aboutir à cet accident si douloureux, et quelquefois si grave, qu'on nomme colique néphrétique, ou au moins devenir la cause de douleurs rénales, ou bien d'irritations ou d'inflammations de la vessie ou du bassinet (pyélite) fort difficiles à déraciner.

Que la gravelle soit une maladie générale, une maladie diathésique comme la goutte, ce qui nous paraît devoir être au moins dans le plus grand nombre des cas, ou qu'elle puisse être considérée quelquefois comme une affection primitive de l'appareil urinaire, elle est certainement une des maladies qui se trouvent le plus souvent et le plus sûrement

modifiées par les eaux de Vichy, et en particulier dans une
de ses manifestations les plus graves, la colique néphrétique. Pour l'action curative des eaux de Vichy, la colique
néphrétique fait, et encore avec avantage, le pendant
de la colique hépatique. Dans ces deux formes symptomatiques, nous avons vu les eaux réussir également dans des
cas où il était permis de douter que les coliques fussent calculeuses.

La presque totalité des gravelles sont d'acide urique. Le
nombre des gravelles d'une autre nature que nous ayons observées, oxalate de chaux ou phosphate ammoniaco-magné-
sien, est fort restreint. Ces formes particulières de la gravelle ne subissaient pas moins que celle d'acide urique,
l'influence salutaire du traitement thermal.

Un des premiers effets du traitement est, en général, d'é-
claircir l'urine, et d'en faire disparaître les sédiments, s'il
en existe, et le sable. Il est même beaucoup de graveleux
qui cessent de faire du sable, dès qu'ils boivent de l'eau de
Vichy transportée, ou seulement une solution de bicarbonate de soude.

Cet effet, sur les dépôts habituels, soit sédimenteux, soit
graveleux de l'urine, s'observe à peu près constamment à
Vichy : mais il est un certain nombre de malades qui, pendant le cours de leur traitement, rendent à plusieurs repri-
ses soit du sable, soit des graviers. Seulement ce sont là des
émissions isolées, et de graviers plus souvent que de sable.

Les symptômes dysuriques cèdent en général assez lentement au traitement, surtout s'ils se trouvent liés à un état
catarrhal de la vessie. L'hématurie ne constitue pas une contre-indication au traitement thermal, tant qu'elle ne se
trouve point liée à quelque lésion organique particulière.
Dans tous les cas où nous avons vu des graveleux affectés de

pissement de sang, ce symptôme a cédé au moins en grande partie au traitement.

Nous avons vu des gravelles d'acide urique, bien caractérisées, guérir d'une manière complète à la suite d'un ou de deux traitements par les eaux de Vichy, moyennant que l'usage des eaux de Vichy fût continué, sous une forme convenable, dans l'intervalle du traitement thermal, et que les malades ne vécussent pas dans des conditions par trop défavorables.

Cependant on ne peut dire que la guérison radicale de la gravelle soit une chose commune; nous croyons que ce n'est pas la faute du traitement et que les eaux de Vichy sont parfaitement propres à obtenir un pareil résultat. Mais la gravelle résulte très-rarement de causes accidentelles; c'est une des maladies au développement desquelles la double condition d'une constitution spéciale de l'organisme et d'habitudes hygiéniques particulières, prend la plus grande part. On comprend comment de telles conséquences doivent être fort difficiles à détruire ; mais ce que l'on obtient dans la plupart des cas, c'est de réduire une maladie douloureuse et quelquefois non dépourvue de gravité, ou au moins d'imminences assez redoutables, en une affection parfaitement supportable et qui entraîne à peine quelques troubles fonctionnels. La colique néphrétique en particulier est presque sûrement enrayée par les eaux de Vichy. Il peut arriver cependant qu'elle se trouve déterminée, comme la colique hépatique, par le traitement lui-même; mais c'est un cas infiniment plus rare et qu'il est presque toujours permis d'attribuer à un traitement mal dirigé.

Chez les graveleux qui ne souffrent que fort peu des reins et qui n'ont pas de coliques néphrétiques ou n'en ont que de rares atteintes, le traitement est fort simple : des bains journaliers et de l'eau, soit de la *Grande-Grille*, soit des *Célestins*, qu'on peut élever à une assez haute dose, de six à huit ou dix verres.

Mais s'il y a un état habituel de souffrances assez prononcé vers les reins, s'il y a surtout quelque peu de dysurie, le traitement doit être dirigé avec beaucoup plus de ménagement. Rien de plus ordinaire, en effet, que de voir les douleurs rénales s'exaspérer sous l'influence du traitement, dès qu'on a atteint certaines doses d'eau minérale. Ainsi beaucoup de malades ne peuvent dépasser quatre, cinq ou six verres.

Souvent aussi dans les cas de ce genre, l'eau des *Célestins* est trop irritante, et celle de la *Grande-Grille* ou même de l'*Hôpital* doit être préférée. En général les malades et même les médecins ont le tort d'attribuer à la source des *Célestins* une sorte de spécificité dans les maladies de ce genre. Il n'en est rien. La température froide et le goût plus agréable de cette source sont la principale cause de la recherche qu'on en fait dans certaines maladies. Cependant on ne saurait nier qu'elle n'ait quelques propriétés diurétiques de plus que les autres sources de Vichy; mais si cette circonstance justifie une préférence habituelle, elle est trop peu prononcée pour lui mériter cette réputation de spécificité qui lui a été attribuée.

Nous avons l'habitude de prescrire à la fois l'eau de la *Grande-Grille* (le matin), et celle des *Célestins* (le soir) : telle est la pratique qui nous a paru la meilleure.

Les douches sur la région lombaire sont généralement fort avantageuses contre les douleurs lombaires et ne sont certainement pas dépourvues de toute efficacité relativement à l'issue du sable ou des graviers. C'est un moyen qui, sauf contre indication spéciale, ne doit jamais être négligé dans le traitement de la gravelle. Mais il faut y renoncer s'il y a la moindre imminence de coliques néphrétiques, et se garder d'y insister s'il paraît d'abord exaspérer les douleurs.

Le traitement de la gravelle peut en général être prolongé tant que les organes urinaires n'en paraissent pas fatigués. C'est une des maladies où la prolongation du traitement peut être la plus utile. Mais comme il est souvent assez difficile de retenir les malades assez longtemps à Vichy, surtout lorsque le peu de dérangement apparent de leur santé ne leur en fait pas sentir assez vivement l'utilité, il faut y suppléer par l'usage de l'eau transportée ou du bicarbonate de soude. Nous préférons l'eau de Vichy transportée.

Nous conseillons habituellement aux graveleux de reprendre l'eau de Vichy un mois après leur traitement et d'en continuer l'usage de mois en mois, avec des intervalles égaux à la durée de temps qu'ils en prennent. L'eau de la source d'*Hauterive* est de beaucoup préférable à toutes les autres pour cet usage.

Pour ce qui est de la pierre et de son traitement par les eaux de Vichy, c'est une question qui nous paraît jugée aujourd'hui ; aussi nous contenterons-nous de présenter à ce sujet de courtes observations.

Les calculs siégeant dans le rein ou dans la vessie, gros ou petits, c'est-à-dire trop volumineux pour être spontanément rejetés au dehors, nous paraissent inattaquables par l'eau de Vichy, comme par toute autre préparation connue, chimique ou autre. Nous pensons qu'on s'était fait illusion, lorsqu'on a avancé le contraire. Lorsqu'il existe un calcul, soit dans la vessie, soit dans l'uretère, soit dans le rein, une seule chose pourrait le dissoudre, ce serait l'urine ; or, il nous semble impossible que celle-ci acquière, par l'eau de Vichy au moins, des propriétés dissolvantes à un degré suf-

fisant pour dissoudre la plus petite pierre. Si les graveleux
guérissent, c'est que les graviers ont été évacués, et qu'ensuite, sous l'influence de la médication thermale et des modifications subies par l'ensemble de l'organisme et par la
sécrétion rénale en particulier, il ne s'en est pas produit de
nouveaux.

Aussi les eaux de Vichy peuvent-elles rendre de grands
services à la suite de la lithotritie et aux calculeux eux-mêmes,
pourvu toutefois que le traitement, dans ce dernier cas, au
lieu d'être dispensé avec une libéralité dissolvante, soit
approprié soigneusement aux conditions morbides ou aux
susceptibilités particulières que la présence d'une pierre peut
développer et entretenir dans l'appareil urinaire, pourvu
surtout que les calculeux ne s'abandonnent pas à des
illusions dangereuses, si elles les détournent de soins ou
d'opérations plus nécessaires ou plus efficaces.

Les suppositions faites au sujet de la dissolution par l'urine,
alcalisée au moyen de l'eau de Vichy, des éléments chimiques de la pierre, combattues par des raisons théoriques sur
lesquelles il est inutile de nous étendre ici, ont fait place à
cette autre explication plus plausible, que l'eau de Vichy opérerait simplement la désagrégation des calculs par la dissolution du mucus qui en réunit les éléments. Mais de simples boissons aqueuses nous semblent aussi propres que l'eau
de Vichy à obtenir ce qu'il y a de possible dans cet ordre
d'idées, et enfin, car les faits ont en pareille matière beaucoup plus d'autorité que tous les raisonnements du monde,
nous ajouterons : que si les eaux de Vichy communiquaient
aux urines la faculté de détruire les pierres, soit en en dissolvant les éléments chimiques, soit en en désagrégeant, par
la dissolution du mucus, les éléments moléculaires, on ver-
rait des calculeux guéris par les eaux de Vichy. Mais on n'en
voit pas.

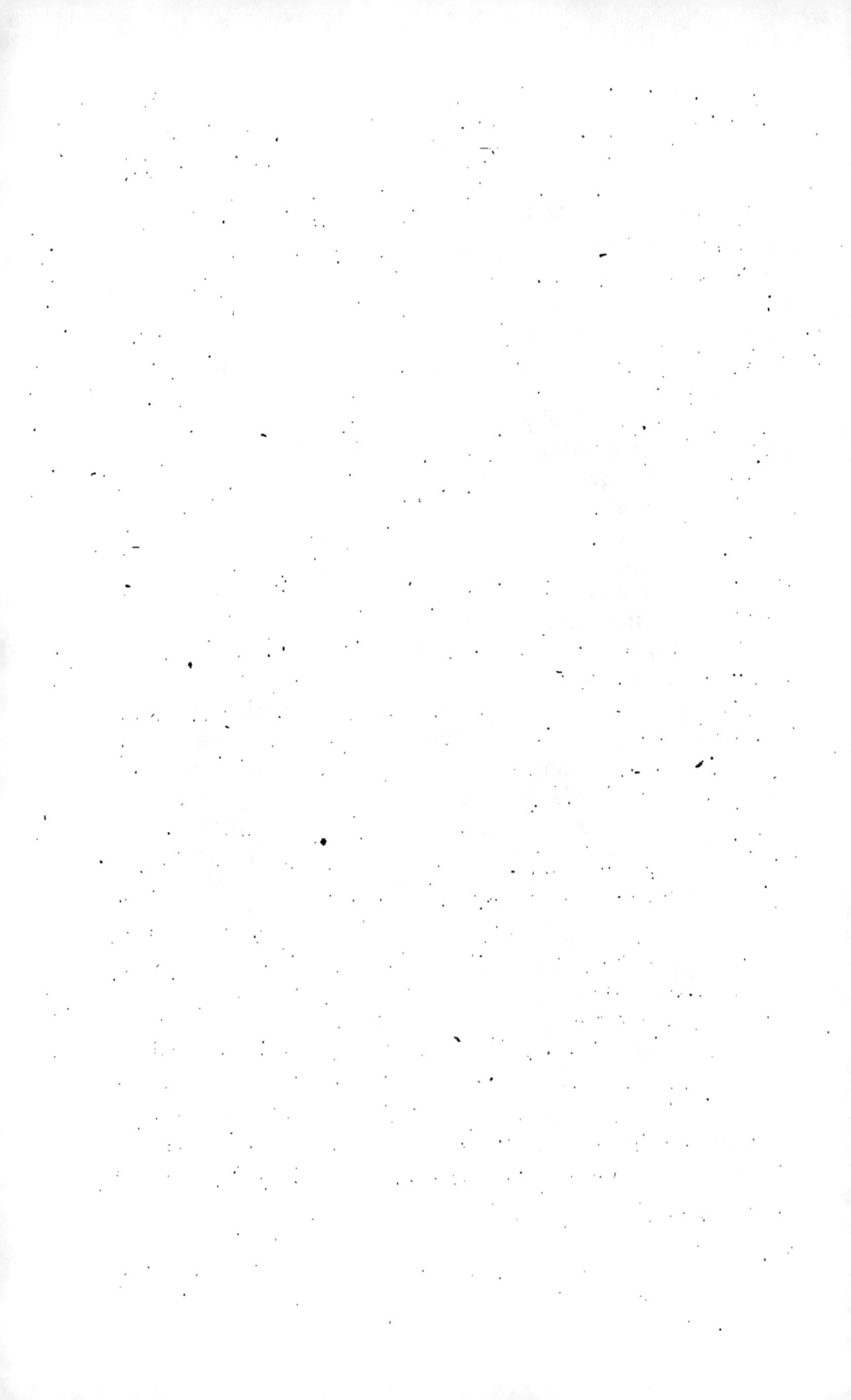

LETTRE XII.

MALADIES DE L'UTÉRUS.

Engorgement du col, avec érosions et catarrhe utérin. — Troubles généraux de la santé. — Effets du traitement thermal. — Celui-ci
constitue surtout une médication générale. — Peu d'action sur l'état
utérin. — Contre-indications déduites de l'état général de l'économie
ou de l'état local. — Mode d'administration du traitement. — Engorgements de l'ovaire. — Tumeurs fibreuses de l'utérus.

Le sujet dont nous allons nous occuper doit être divisé
en deux parties : 1° maladies de matrice proprement dites,
engorgements, érosions, déplacements; 2° tumeurs utérines et tumeurs ovariques. Nous étudierons successivement
ces deux groupes de maladies.

Nous rencontrons d'abord, dans le premier, des femmes
affectées d'érosions et d'engorgement du col de l'utérus,
mais ayant déjà subi un traitement local, dont les cautérisations avaient toujours fait partie. Ces érosions, plus ou
moins profondes et étendues, soit sur les lèvres, soit dans

l'intérieur du col, quelquefois saignantes, ont toujours été caractérisées par nous-même, ou par les médecins qui les avaient traitées, comme simples ou granulées. Dans quelques cas, elles avaient complétement disparu avant le traitement thermal; dans d'autres, elles persistaient encore, quoique toujours en voie d'amélioration, sous l'influence des cautérisations pratiquées, et des autres moyens qui avaient pu être employés.

Comme il arrive à peu près constamment dans les cas de ce genre, le col était plus ou moins tuméfié, dur et déformé, mais sans laisser soupçonner autre chose qu'un état d'engorgement simple et susceptible de résolution. Dans beaucoup de cas aussi, il y avait un état de renversement de la matrice, presque toujours en avant.

On admettra, sans doute, que ces sortes de maladies forment entre elles un groupe pathologique assez naturel, quelles que soient les dissemblances qu'elles pouvaient présenter au point de vue des altérations locales que nous venons d'indiquer en masse ; en effet, ce n'est pas de la nature particulière de celles-ci que paraissent dépendre les indications thérapeutiques que nous avons spécialement en vue, non plus que les résultats les plus importants du traitement.

La plupart de ces malades offraient, à un haut degré, les symptomes utérins, tels que douleurs et tiraillements lombaires et inguinaux, pesanteur hypogastrique et périnéale, tation debout et marche pénibles ou même à peu près impossibles, irritations vulvaires douloureuses, règles précédées ou accompagnées de douleurs abdominales ou lombaires. La leucorrhée était, de tous ces symptômes, le plus variable : tantôt peu prononcée, tantôt annonçant un catarrhe utéro-vaginal considérable.

Dans presque tous les cas, la santé générale était altérée : dérangement considérable des fonctions digestives, dyspepsie, constipation, affaiblissement général, suite ou du défaut d'exercice ou d'une leucorrhée abondante, ou semblant dépendre du fait de la maladie elle-même ou d'une mauvaise constitution.

En un mot, chez toutes ces femmes, la maladie était bien caractérisée. Dans la moitié des cas, ses débuts paraissaient remonter à deux ans et plus; dans un seul, sa durée semblait moindre d'un an.

Voici quels ont été, dans le plus grand nombre des cas, les résultats obtenus au moyen du traitement thermal.

L'amélioration des fonctions digestives et des forces générales est habituellement le premier effet du traitement. L'appétit se développe, les digestions longues et pénibles tendent à reprendre une marche normale. Ces langueurs épigastriques, cet état général d'anéantissement qui accompagnent les digestions des dyspeptiques, et que présentent si souvent les femmes atteintes de maladies de matrice, diminuent ou disparaissent; il en est de même des aigreurs, des pneumatoses, des ballonnements épigastriques. La constipation, on le comprend, cède beaucoup moins vite : mais, comme nous le verrons plus loin, on y remédie artificiellement à l'aide de douches ascendantes, et celles-ci amènent le plus souvent un bien-être considérable. En même temps, cet état de brisement général, de découragement, si commun chez ces sortes de malades, commence à céder; la physionomie acquiert de l'animation, et chez les plus maigres, les joues ne tardent pas à se remplir; la peau reprend de la chaleur et de la souplesse.

Parmi les symptômes utérins, ceux qui se ressentent le plus tôt et au plus haut degré de l'action favorable du traitement, ce sont la faiblesse lombaire et hypogastrique, les tiraillements, les pesanteurs, et un phénomène moins commun, mais fort pénible, nous voulons parler des irritations vulvo-urétrales, auxquelles certaines malades sont fort sujettes, ou qui existent même d'une manière permanente. Les douches vulvaires et les bains de piscine prolongés ont surtout une action marquée, et quelquefois immédiate, sur ces symptômes très-douloureux, ou au moins fort incommodes.

La possibilité de se tenir debout, de marcher, d'aller en voiture, reparaît donc en général assez promptement chez ces malades, et concourt, avec le rétablissement des digestions, à changer leur physionomie et leurs allures de la manière la plus satisfaisante.

Il n'en est pas de même de la leucorrhée. Il est rare que celle-ci se trouve primitivement et manifestement modifiée par le traitement thermal ; c'est certainement de tous les symptômes utérins celui qui se soustrait le plus communément à l'action des eaux de Vichy, quel qu'en soit le mode d'administration. Ceci ne veut pas dire que, consécutivement, et quand la maladie tend formellement à disparaître, ou a disparu, la leucorrhée ne puisse subir des changements analogues ; mais il nous paraît évident que ceux-ci sont plutôt sous la dépendance de la marche définitive de la maladie que sous celle de la médication.

Quant à l'état de l'utérus lui-même, nous avons vu plusieurs fois, de la manière la plus manifeste, le col diminuer de grosseur ; mais jamais nous n'avons vu que les érosions fussent directement modifiées par le traitement lui-même. Celui-ci ne dispense pas habituellement de cautérisations consécutives. L'utérus abaissé ne paraît pas davantage se redresser sensiblement sous l'influence des eaux. Nos propres observations sont loin, sous ces divers rapports, de nous avoir offert les résultats extraordinaires qu'a publiés notre honorable collègue, M. Willemin.

Nous ne saurions donc indiquer, comme résultat de l'action directe du traitement sur l'utérus lui-même, qu'une tendance à la résolution des engorgements du col ; mais pour ce qui est des érosions, des déplacements, des sécrétions morbides, il n'y a généralement pas à compter sur des effets immédiats.

Cependant les choses ne se passent pas toujours ainsi. Nous n'insisterons pas sur la contre-indication banale qui résulte de l'existence de phénomènes aigus ou inflammatoires. Mais il est des malades qui, placées en apparence dans des conditions identiques avec celles dont nous venons de tracer le tableau, sont loin de ressentir des effets aussi favorables de la part du traitement thermal.

Une première catégorie se compose de femmes offrant un état hystérique caractérisé, ou ayant déjà présenté des accidents névropathiques déterminés du côté de l'utérus.

Nous avons eu occasion de reconnaître dans mainte circonstance que les femmes hystériques supportent assez mal les eaux de Vichy. Les phénomènes d'excitation que ces eaux peuvent déterminer chez tout le monde, lorsqu'elles sont prises à trop haute dose ou pendant un temps trop prolongé, surviennent en général aussitôt chez elles. Douleurs cardialgiques, anorexie, insomnie, accidents nerveux et enfin accès d'hystérie, voilà ce que l'on voit souvent se reproduire, malgré les précautions les plus grandes apportées dans l'administration du traitement. Nous avons vu également se renouveler, sous l'influence manifeste du traitement thermal, des phénomènes considérables de névralgie utérine qui s'étaient déjà montrés à des époques antérieures.

Il est un autre ordre de faits non moins intéressants, où il est question de femmes qui ne diffèrent en apparence de celles dont nous avons vu tout à l'heure la santé se rétablir, au moins en partie, sous l'influence des eaux de Vichy, que par la circonstance suivante : qu'elles n'avaient encore subi aucun traitement propre à modifier l'état de l'utérus et à le diriger, pour ainsi dire, dans le sens de la guérison ; dans tous les cas de ce genre qui se sont présentés à notre observation, les accidents utérins ont empiré ; la santé générale, après une amélioration apparente, s'est trouvée plus vivement encore compromise et les résultats définitifs du traitement thermal ont été certainement nuisibles.

Il faut remarquer qu'il n'est pas ici question d'accidents récents, inflammatoires encore, qui, par leur caractère aigu, ne dussent se prêter que difficilement à l'application d'un traitement de ce genre. Il s'agissait, au contraire, d'accidents utérins dont l'origine paraissait, dans la plupart des cas, éloignée, et dont l'apparence offrait précisément si peu d'acuité, que l'existence des lésions utérines avait été quelquefois méconnue, soit à cause de l'inattention des médecins, soit à cause du peu de caractère des symptômes signalés par les malades.

Nous avons rencontré des faits de ce genre où, méconnaissant nous-même l'existence d'une affection utérine, nous croyions appliquer le traitement à une simple dyspepsie chlorotique. Nous avons d'autres fois adressé directement le traitement thermal à la maladie utérine, alors que nous ne connaissions pas encore la contre-indication actuellement signalée. Aujourd'hui que notre attention est éveillée sur ce point, nous interrogeons avec beaucoup plus de soin l'état de l'appareil utérin, surtout quand l'insuccès de la médication thermale, dans des cas où elle semblait devoir réussir, nous porte à soupçonner quelque altération méconnue.

Nous avons bien essayé de combiner le traitement direct de l'affection utérine, ainsi les cautérisations, avec le traitement thermal; mais nous n'en avons obtenu que des résultats au moins médiocres. Aussi nous croyons très-préférable de suivre une autre marche, et de n'aborder le traitement thermal que lorsque la maladie a été préalablement modifiée par un traitement approprié.

Ce qui ressort le plus manifestement de tous ces détails, c'est que le traitement thermal de Vichy ne paraît exercer qu'une très-faible action sur les altérations de l'utérus lui-même, mais possède une influence considérable sur le rétablissement de la santé générale.

Lorsque les symptômes utérins propres à déceler les altérations dont nous nous sommes occupé, deviennent assez apparents pour fixer l'attention du médecin avant que la santé de la femme s'en soit profondément ressentie, et que celle-ci ne refuse pas de se soumettre en temps opportun aux soins indiqués, il suffit ordinairement d'un traitement approprié, général et local surtout, pour que toutes traces de la maladie disparaissent et sans laisser de suites après elles. Il n'est pas précisément rare de rencontrer des femmes que de légères cautérisations du col de l'utérus débarrassent entièrement de quelques accidents locaux, sans retentissement sur la santé générale; il n'y a aucun doute que les eaux de Vichy n'auraient rien d'utile à faire dans les cas de ce genre.

Mais les choses sont loin de se passer toujours ainsi. L'obscurité des symptômes utérins, la répugnance que les femmes éprouvent à les accuser, la résistance qu'elles apportent surtout à l'emploi des moyens propres à les faire recon-

naître et à les traiter, laissent la maladie s'aggraver; alors
la santé générale s'altère à un degré souvent considérable:
la circulation, la digestion, les fonctions cutanées semblent
s'enrayer dans leur évolution, et l'on se trouve placé dans
une sorte d'impasse dont il est fort difficile de sortir.

On ne parvient pas à guérir les altérations locales de la
matrice, parce que celles-ci ont besoin, pour se résoudre,
de trouver dans le reste de l'organisme des ressources qui
leur manquent, et la santé générale ne se rétablit pas, parce
que les lésions dont le retentissement avait troublé l'ensemble des fonctions, subsistent encore. Elle ne se rétablit
pas, surtout, à cause de l'insuffisance de nos moyens thérapeutiques qui, ne s'adressant qu'à des indications isolées,
comme le fer, les toniques, les révulsifs, usent stérilement
leur action, faute de pouvoir embrasser dans leur cercle
une somme suffisante de phénomènes organiques.

C'est ainsi que l'on voit languir, pendant de longues périodes, un si grand nombre de femmes auxquelles tous les
efforts de la thérapeutique n'apportent que des soulage-
ments temporaires et incomplets. Lorsqu'on a obtenu par
plusieurs cautérisations la cicatrisation d'une surface ulcé-
rée, une autre s'ulcère à côté; la matrice, toujours engor-
gée, continue de peser avec exagération sur un appareil
suspenseur que le défaut de ressort oblige de céder de plus
en plus à son poids; et si, de temps en temps, le retour de
saisons plus favorables, le séjour plus salutaire de la campagne, l'éloignement momentané d'habitudes hygiéniques
mauvaises, amènent quelque retour apparent dans la santé
délabrée, ce n'est que pour retomber ensuite dans un état
plus pénible et plus décourageant encore.

Mais ce que la thérapeutique ordinaire ne peut effectuer,
n'l'obtiendra de ces grands modificateurs de l'économie que

constituent les bains de mer, les eaux minérales, l'hydrothérapie. Eux seuls peuvent résoudre ce problème de la reconstitution générale et simultanée des fonctions, condition expresse de la guérison de la maladie locale, et du retour à la santé.

Mais comme ces médications n'ont qu'une action lointaine et en apparence tout à fait indirecte sur les altérations locales, qui sont elles-mêmes un obstacle absolu au rétablissement de la santé, il faut, pour arriver au but final, que celles-ci aient été déjà directement atteintes et modifiées par leurs modificateurs spéciaux. Autrement, il est à craindre que ce traitement général, par cela même qu'il est sans prise sur elles, n'agisse d'une manière perturbatrice et n'en aggrave les conditions.

La plupart des malades auxquelles nous avons eu à donner des soins portaient les traces d'une altération profonde de la santé. Malgré des traitements assidus et en général diriges par des praticiens pleins d'expérience, malgré une amélioration réelle obtenue dans les conditions morbides de l'utérus, quelquefois même dans la santé générale, elles ne guérissaient pas, et de nouvelles érosions tendaient à se reproduire, ou au moins l'engorgement utérin, le relâchement des ligaments, l'état catarrhal, la dysménorrhée persistaient, et toutes les fonctions se traînaient dans une extrême langueur.

Eh bien ! ce que l'on avait en vain demandé dans presque tous ces cas aux ressources variées de la thérapeutique, de l'hygiène même, nous le voyons se produire ici de la manière la plus manifeste. Et ce que nous voyons se produire ainsi, étaient-ce des effets curatifs très-remarquables et très-tranchés ? Non, c'était un retour graduel et général vers la santé, vers la suffisance des forces et l'équilibre des fonctions.

Or, le point capital, dans le traitement d'une foule de ma-

8.

ladies chroniques, c'est d'arriver là, de parvenir à marquer cette direction vers le retour physiologique. Une fois dans cette voie, si les conditions constitutionnelles ne sont pas trop mauvaises, l'impulsion est donnée, et il semble que le reste se fasse tout seul. C'est pour cela que des eaux minérales très-différentes, bien qu'elles soient loin d'avoir toutes la même valeur et la même action, peuvent revendiquer des succès de ce genre.

Quand une fois cette impulsion heureuse est subie par l'organisme et suffisamment entretenue, la thérapeutique reprend alors ses droits. Ces cautérisations, en vain réitérées auparavant, ces ferrugineux si difficiles à supporter, ces résolutifs même si inutiles d'abord, s'adressant à des conditions nouvelles, acquièrent une efficacité nouvelle et achèvent la guérison.

Mais pour arriver là, pour que cette révolution salutaire s'opère dans les conditions physiologiques de l'économie, il ne faut pas que le traitement, institué dans une telle vue, vienne à se heurter contre quelque obstacle impossible à surmonter. S'il se rencontre, par exemple, avec des altérations matérielles sur lesquelles il n'a pas lui-même de prise, et qui, point de départ des désordres de la santé, en sont au moins restées un des éléments essentiels, n'est-il pas à craindre qu'il ne soit frappé de stérilité ? Et comme l'introduction de tels modificateurs ne saurait être subie indifféremment par l'organisme, il faut s'attendre à voir les effets salutaires qu'on en espérait, remplacés par une action perturbatrice impossible à diriger et nécessairement nuisible.

C'est, en effet, ce que nous voyons arriver tant que l'affection utérine n'a pas été maîtrisée par un traitement antérieur, et, sinon guérie, du moins modifiée dans le sens de la guérison.

Nous devons faire observer que toutes ces remarques ont spécialement trait à l'emploi du traitement thermal de Vichy dans les maladies de l'utérus. Nous ne prétendons pas que les choses se passent de même à propos de toutes les eaux minérales. C'est ainsi qu'à Néris, à Uriage, à La Motte (Isère), à Saint-Sauveur, aux Eaux-Chaudes, etc., il est permis de traiter plus directement les affections du col utérin dont nous nous occupons : ces eaux elles-mêmes posséderaient jusqu'à un certain point des propriétés cicatrisantes, ou bien se prêteraient plus facilement à l'emploi simultané de moyens directs et plus énergiques du traitement. Ce que nous avons étudié, c'est une médication générale, la seule que Vichy soit, à proprement parler, apte à constituer ici, et celle dont la nécessité se fait d'abord sentir dans les cas auxquels nous avons fait allusion.

Nous ajouterons à cette étude quelques renseignements relatifs au mode d'administration des eaux de Vichy, qui nous a paru le mieux réussir dans le traitement des maladies utérines dont il est question.

Il faut, en général, commencer le traitement interne par l'eau de l'*Hôpital*, qui est facilement supportée à petites doses, et remplacer bientôt celle-ci par l'eau ferrugineuse de la source *Lardy* ou de la source de *Mesdames*. Mais c'est le traitement externe dont la direction est surtout importante à considérer.

Chez presque toutes nos malades, les bains de piscine ont produit des effets très-avantageux, et que nous n'avions pas obtenus des bains de baignoire. La comparaison a été facile, car la plupart de ces traitements ont été faits successivement avec l'un et l'autre de ces deux modes de balnéation. Le prurit vulvaire, et même ces vulvites subaiguës avec exacerbations si douloureuses, que présentent beaucoup de ces

malades, les douleurs lombaires, la faiblesse hypogastrique
et lombaire surtout, tels sont les phénomènes qui se trouvent
le plus directement influencés par ces bains prolongés de
deux à cinq heures de durée. Aussi les bains de piscine sont-
ils fort recherchés par ces sortes de malades, et les effets
qu'on en retire ont-ils porté à attribuer à l'eau de la source
de l'*Hôpital*, une véritable spécificité dans les maladies de
matrice, ce qui vient tout simplement de ce que l'eau de
cette source alimente seule la piscine. Cependant il ne faut
pas croire que les bains de piscine conviennent toujours :
ils sont mal supportés par les femmes très-nerveuses et
se rapprochant des conditions qui contre-indiquent les
eaux de Vichy elles-mêmes. Il faut à ces malades des
bains de courte durée, adoucis avec du son. Il y a également
des femmes qui ne se trouvent pas bien des bains de piscine, par suite d'une disposition particulière impossible à
déterminer.

Nous faisons souvent usage de douches ascendantes,
avec l'eau de l'*Hôpital*, de 15 à 20°, sur l'anus ou sur le
périnée, la vulve, extérieures le plus souvent, ou laissant
quelquefois pénétrer l'eau minérale dans le rectum, plus
rarement dans le vagin. Il faut, en effet, toujours craindre un excès de stimulation de la part des moyens de ce
genre, dans les circonstances auxquelles nous faisons allusion : lors même qu'il existe le moins de phlogose et de
disposition à l'inflammation, vers l'appareil utérin, il règne
par toute cette région une susceptibilité nerveuse que la
moindre circonstance développe à un haut degré, et qui
réagit souvent d'une manière violente sur le reste de l'é-
conomie. Les douches à percussion sur les régions dorsa-
le, lombaire ou hypogastrique ne trouvent que des applications restreintes, car le plus grand nombre des malades
ne sauraient les supporter impunément. La question de

la température est, du reste, fort importante dans l'emploi de ce genre de médication.

Nous avons eu occasion d'adresser le traitement thermal à des tumeurs ovariques ou à des tumeurs fibreuses de la matrice.

Nous n'avons jamais rien obtenu dans les tumeurs enkystées de l'ovaire, ce qui ne surprendra pas beaucoup. Mais dans les tumeurs qui méritent le nom d'engorgement de l'ovaire, c'est-à-dire qui ne permettent pas de supposer l'existence de changements dans la structure de cet organe, l'action résolutive des eaux de Vichy trouve à s'exercer d'une manière très-efficace, et nous avons vu maintes fois disparaître entièrement de petits engorgements, qui n'étaient peut-être pas encore grand'chose par eux-mêmes, mais qui auraient pu, sans doute, aboutir à des transformations d'une extrême gravité.

Nous avons observé, à Vichy, un certain nombre de cas de tumeurs fibreuses de l'utérus, c'est-à-dire indolentes par elles-mêmes, irrégulières, implantées sur un des points du corps de l'utérus, où l'exploration de la région hypogastrique permettait de reconnaître aisément leur forme et leurs dimensions, sans altération de la santé générale, quelquefois sans troubles notables des fonctions utérines, mais non pas sans que leur présence et leur pesanteur ne déterminassent quelques malaises plus ou moins sérieux, ou même quelques phénomènes douloureux.

Dans la moitié des cas où nous avons eu occasion d'employer le traitement thermal contre ces tumeurs, nous en avons obtenu une diminution notable de leur volume, ainsi que des douleurs, ou de la pesanteur abdominale, ou des douleurs lombaires qui les accompagnaient. De l'examen de ces tumeurs, reproduit à des époques ultérieures, il semblait résulter qu'elles s'étaient réduites à un noyau parfois volumineux encore, mais comme débarrassé d'une enveloppe celluleuse qui aurait disparu. On peut admettre, en effet, que la partie la plus extérieure et la plus récemment développée de ces tumeurs, n'ait pas encore acquis ce degré d'organisation et de densité qui fait, du tissu fibreux, une production impossible à résoudre.

LETTRE XIII.

_____

DIABÈTE.

Théorie du Diabète. — Rapprochement du Diabète, de la Goutte, de la Gravelle et de l'Obésité. — Diabète diathésique et durable et Diabète passager.

Il sera peut-être longtemps encore difficile de s'occuper du diabète, même sous une forme purement clinique, sans se demander : qu'est-ce que c'est que le diabète? et par quel mécanisme unique, ou par quels mécanismes multiples, la glycose cesse-t-elle d'être assimilée, et ce défaut d'assimilation amène-t-il à la longue une cachexie irrémédiable ?

Les opinions des anciens médecins qui avaient observé le diabète sont nécessairement entachées d'erreur par suite de cette circonstance, qu'ils ne connaissaient que le diabète très-caractérisé, et n'apercevaient même le plus souvent que la cachexie diabétique, à laquelle ils avaient assigné la tuberculisation pulmonaire pour terme régulier, ignorant que le sucre pouvait se montrer dans l'urine dans toutes sortes de circonstances fort différentes de cette maladie considérable, toujours fatale à leurs yeux, et dont ils ne se retraçaient qu'un type uniforme.

Aussi les appréciations critiques de la théorie du diabète ne commencent-elles en général qu'aux travaux récents encore de MM. Mialhe et Bouchardat, et, si nous ajoutons les faits nouveaux et considérables que les découvertes de notre éminent physiologiste, M. Cl. Bernard, sont venus apporter ici, elles n'ont guère encore trouvé à s'exercer sur d'autres sujets.

Cependant il faut avouer que si nous devons à ces habiles observateurs d'importants éclaircissements sur les phéno-mènes de la digestion, spécialement en ce qui concerne la digestion des féculents, leurs recherches n'ont pas avancé beaucoup la pathogénie du diabète.

Les recherches de MM. Mialhe et Bouchardat, quelle que soit la différence qui sépare les propositions émises par ces deux chimistes, étaient de la même famille et procédaient d'un même point de départ. Ce point de départ était dou-ble : il s'appuyait sur le fait de la transformation physiolo-gique de l'amidon en glycose pendant la digestion, et sur l'absence de tout autre mode de pénétration du sucre dans l'économie. Le premier fait était vrai ; le second manquait d'exactitude.

On peut résumer ainsi ce que les deux théories avaient de commun et de contraire.

Le sucre contenu dans l'urine des diabétiques est em-prunté à la fécule des aliments, et en est séparé par un ferment particulier, analogue à la diastase, et agent essen-tiel de la digestion des féculents. Elles s'accordent toutes deux sur ce point : mais voici où elles se séparent. Suivant l'une, la production de la glycose s'opérerait d'une manière identique chez les diabétiques et chez les personnes en bonne santé (Mialhe); tandis que dans l'autre, on suppose une transposition du ferment de l'intestin dans l'estomac (Bouchardat) ; enfin si le sucre se retrouve en nature dans le sang et dans l'urine des diabétiques, M. Mialhe l'attribuait à l'insuffisance d'alcalinité du sang, et M. Bouchardat à l'excès de glycose produite dans un temps donné.

De ces deux explications, M. Bouchardat nous paraît peu disposé à soutenir aujourd'hui celle qui lui appartient; et quant à M. Mialhe, quelque soit l'intérêt qui s'attache à ses recherches sur l'influence de l'alcalinité du sang sur la destruction de la glycose, la plus récente expression de ses opinions sur ce sujet (1) nous paraît revêtir un caractère plutôt théorique qu'expérimental, et laisser au moins en suspens sur ce sujet la question pathogénique qui nous occupe.

On a pu croire un moment que les magnifiques découvertes de M. Cl. Bernard, relatives à la fonction glycogénique du foie, la résoudraient; mais il n'en a pas été ainsi.

M. Bernard a démontré que la glycose, séparée des féculents par l'action des sucs salivaire et pancréatique, passait, pour une partie au moins, par la veine-porte pour traverser le foie et rentrer dans le torrent circulatoire par les veines sus-hépatiques. Il a constaté, chose bien plus considérable encore, que le foie n'était pas seulement un organe de transmission du sucre, mais encore qu'il était un organe producteur du sucre, c'est-à-dire qu'il sortait par les veines sus-hépatiques plus de sucre qu'il n'en était entré

(1) Mialhe, *Chimie appliquée à la physiologie et à la thérapeutique.* 1856, page 75 et suivantes.

par la veine-porte, et surtout qu'alors qu'on avait réduit à néant l'introduction du sucre par l'alimentation, cet organe ne cessait d'en sécréter pendant un temps indéterminé.

Mais tout cela ne nous donne aucune idée des conditions qui président à la glycosurie elle-même. Sans doute, la première pensée a dû être que le foie recevant ou produisant par lui-même une grande partie du sucre qui pénètre dans la circulation générale, cet organe devait jouer un grand rôle dans la pathogénie et dans la pathologie du diabète : mais la clinique et l'anatomie pathologique n'ont pas répondu dans ce sens.

Je sais que M. Andral a signalé, il y a plusieurs années déjà, une hyperémie particulière du foie, comme le caractère anatomico-pathologique du diabète. Je vois aussi, dans un ouvrage de M. Fauconneau-Dufresne (1), que M. de Crozant avait trouvé le foie *manifestement malade* chez 32 diabétiques, sur 41 dont il avait recueilli l'histoire. Mais l'observation commune me paraît tout à fait en désaccord avec les conclusions que l'on pouvait tirer de semblables assertions.

Pour mon compte, sur 122 cas de diabète, je n'ai constaté de maladie du foie que chez 4 individus.

Chez une femme de soixante ans, le diabète se montra dans l'hiver qui suivit un traitement à Vichy pour un engorgement du foie, presque entièrement disparu à la suite.

Chez une autre femme de cinquante-quatre ans, un engorgement énorme du foie, survenu très-graduellement, avait été traité plusieurs années de suite à Vichy, et avait en grande partie cédé quand survint une glycosurie assez caractérisée.

(1) *Guide du diabétique*, p. 98, 1844.

Chez un homme de cinquante-neuf ans, diabétique depuis deux ans, j'ai trouvé un engorgement volumineux, non reconnu précédemment, de toute la partie gauche du foie. Une année après, il y avait une diminution considérable de l'engorgement hépatique, et il ne restait que de faibles traces du diabète.

Enfin, un homme de soixante ans, à qui j'avais donné des soins deux années de suite pour un engorgement hépatique accompagné d'ictère qui m'avait paru d'une certaine gravité, revint à Vichy une troisième année, diabétique, mais n'offrant plus de symptômes hépatiques.

Chez tous les diabétiques que j'ai observés, j'ai cherché à me rendre compte de l'état du foie. Je n'ai point fait d'anatomie pathologique, il est vrai. Mais on voudra bien admettre, en supposant même que quelques cas pathologiques du foie m'aient échappé, la valeur des résultats négatifs que j'ai annoncés.

L'influence du système nerveux sur la production du diabète est beaucoup mieux établie. Le premier fait expérimental qui l'ait consacrée est l'exagération de la production du sucre, et l'apparition de ce principe dans l'urine, par la piqûre de la moelle allongée (1). Depuis on a vu également le sucre se montrer dans l'urine à la suite de lésions traumatiques du système nerveux central, même de lésions traumatiques qui n'intéressaient point le système nerveux central (2). Mais ces curieuses observations ne sauraient nous servir en rien pour édifier une théorie du diabète. Elles ne peuvent servir qu'à consacrer un des faits

---

(1) Cl. Bernard. *Leçon de Physiologie expérimentale*. 1855, p. 288.

(2) *L'Union médicale* du 29 mars 1862, p. 581.

les plus généraux de la physiologie : car il n'est aucun des phénomènes dont l'économie est le siége, qui puisse se soustraire à l'influence du système nerveux, ou, en d'autres termes, qui n'exige pour son accomplissement régulier l'intégrité au moins de la partie du système nerveux qui y préside spécialement.

Nous nous trouvons donc en présence de données devenues récemment très-certaines, touchant la digestion des féculents-et la production de la glycose.

La digestion des féculents et la séparation de la glycose se font d'abord à l'aide des sucs salivaires (Mialhe), puis à l'aide du suc pancréatique (Bouchardat), lequel convertit à son tour en glycose les féculents échappés à la digestion salivaire ; enfin, le foie crée encore de la glycose, en dehors des matériaux alimentaires, comme si ce produit était si nécessaire que l'organisme dût être en mesure de suppléer au défaut d'introduction du dehors.

Mais s'il s'agit d'expliquer pourquoi cette glycose, qui doit se convertir ultérieurement en eau et en acide carbonique, se retrouve quelquefois en nature dans l'urine, les données qui précèdent ne peuvent plus nous servir.

Cherchons si nous ne trouverons pas, dans le domaine de la physiologie générale, quelques éclaircissements sur ce sujet.

Les trois principes alimentaires qui servent à la nutrition, albuminoïdes (azotés), féculents et graisseux, pénètrent dans l'organisme, c'est-à-dire dans le sang, après avoir subi l'élaboration des sucs appropriés, les albuminoïdes du suc gastrique, les féculents des sucs salivaire et pancréatique, sous des formes spéciales et par des voies spéciales : les albuminoïdes sont convertis en chyle par le suc gastrique et pénètrent par les veines et les chylifères ; les graisses sont émulsionnées par le suc pancréatique et pénètrent exclusivement par les vaisseaux chylifères : les féculents, convertis en glycose, pénètrent dans la circulation générale, en partie et directement par les chylifères, peut-être par les veines intestinales, en partie par la veine-porte dans le foie, d'où ils sortent par les veines sus-hépatiques, après avoir subi dans cet organe une sorte d'action émulsive.

C'est de ces principes, qui sont essentiellement les principes nutritifs, que dérivent les phénomènes de la nutrition, c'est-à-dire de la formation et de l'entretien de nos tissus.

On sait que les principes albuminoïdes ou azotés concourent le plus directement à la rénovation des tissus organiques, par l'entremise du plasma et l'évolution de la cellule élémentaire ; que la glycose fournit à l'organisme de l'eau et de l'acide carbonique ; et que la graisse, comprise avec la précédente sous la dénomination moderne d'aliments respirateurs, fournit les mêmes principes, sauf peut-être une contribution en nature à l'entretien des parties graisseuses.

Voici une première série de faits que nous pouvons considérer comme avérés.

Où s'opèrent ces diverses transformations, de l'azote en plasma, de la glycose et de la graisse en acide carbonique et en eau ?

Ici l'observation commence à devenir un peu moins précise.

Dans le sang lui-même, sans contredit, au moins pour la plus grande partie de ces principes et pour la totalité de la glycose, avec une rapidité variable. Peut-être même restet-il une partie de ces transformations à opérer au point où le système circulatoire vient se confondre avec nos tissus eux-mêmes ?

Mais quoiqu'il y ait à apprendre encore sur ces différents sujets, nous savons que, sinon la totalité, du moins la plus grande partie des principes introduits par l'alimentation dans le sang ont cessé, au bout d'un certain trajet dans la circulation sanguine, d'être des albuminoïdes, du sucre, de la graisse, parce qu'ils ont abandonné au sang les éléments chimiques qui les constituaient.

Or, il arrive que, dans certains cas, ces principes albuminoïdes, sucrés, graisseux, ne se détruisent ou ne se transforment qu'incomplétement, et il en résulte un encombrement qui donne lieu à une série de phénomènes morbides, constituant ici la diathèse urique, ici le diabète, là l'obésité.

D'où cela provient-il ?

Cela ne provient pas d'un excès des principes introduits en nature. On peut être en proie à la diathèse urique (goutte ou gravelle), alors qu'on a toujours fait le moindre usage possible de l'alimentation azotée ; on peut être envahi par la graisse, malgré le régime le plus contraire, et les diabétiques ne dominent pas parmi les individus ou les populations qui font le plus grand usage des féculents. Sans doute alors que la disposition morbide existe, l'usage prédominant de tel ou de tel aliment (physiologique) peut en activer les effets ; à plus forte raison leur influence se fera-t-elle sentir si la maladie existait déjà.

Mais si le régime par abstinence du principe dont l'évolution chimique est perturbée se trouve salutaire, il est le plus souvent impuissant à corriger cette disposition vicieuse. Il est vrai qu'il est impossible de constituer une alimentation absolument dépourvue de principes azotés ou graisseux, ce qui d'ailleurs serait incompatible avec la vie ; et que si la suppression absolue des féculents paraît seule possible, les propriétés glycogéniques du foie la rendent jusqu'à un certain point illusoire, en versant incessamment de la glycose dans la circulation.

Ce n'est donc pas l'excès des principes introduits qui rend leur transformation incomplète dans le sang. Ce ne peut être que, ou leur qualité, ou le défaut d'aptitude du sang lui-même à opérer ces transformations.

Il faut entendre par leur qualité, la nature de l'élaboration qu'ils ont subie dans l'appareil digestif.

A mesure que nous avançons dans cette analyse, nous rencontrons des faits d'un ordre moins pénétrable, et nous sommes contraints de donner place à des suppositions.

Peut-on admettre que, si les principes albuminoïdes, sucrés ou graisseux, ne se détruisent pas dans le sang, c'est que leur élaboration par les sucs gastrique, ou salivaire, ou pancréatique, aura été vicieuse ou incomplète ?

Sous le rapport clinique, la réponse doit être franchement négative. Non pas qu'il n'arrive dans beaucoup de circonstances que les fonctions digestives ne soient altérées de telle sorte que l'on puisse supposer que les évolutions chimiques qui s'y opèrent, ne soient troublées elles-mêmes. Mais je dis que l'ensemble des faits cliniques ne permet pas de s'arrêter à cette idée, que le point de départ de la diathèse urique, du diabète ou de l'obésité, soit dans les voies digestives.

Ce serait donc à la physiologie chimique de nous fournir des données sur ce sujet. La théorie du diabète proposée dans le principe par M. Bouchardat rentrait dans cet ordre de faits. Mais, en réalité, la physiologie chimique est aussi muette à ce sujet que la clinique (1). Je n'ai pas besoin de rappeler en ce moment les résultats négatifs fournis par la considération hépatique.

On admet assez unanimement que c'est dans le sang lui-même qu'il faut chercher la cause des phénomènes que nous étudions.

Or, nous savons que ces phénomènes, considérés dans leur cercle chimique, sont des phénomènes d'oxidation, c'est-à-dire exigent la présence d'une proportion suffisante d'oxigène. Nous savons, d'autre part, qu'ils réclament un milieu alcalin, et par suite la présence d'une proportion suffisante de soude.

Nous ne prétendons pas nier d'une manière absolue la part que telle ou telle modification chimique appréciable du sang peut apporter à la manifestation de phénomènes dépendant d'une oxidation imparfaite des principes nutritifs introduits dans la circulation.

Les relations qui existent entre les obstacles apportés à la respiration et l'apparition du sucre dans l'urine n'en sont-elles pas un témoignage ? L'influence contraire de l'exercice musculaire sur l'apparition de l'acide urique n'en est-elle pas une autre ?

(1) Un médecin allemand, M. Griesinger, a soutenu cependant que le diabète dépend, souvent au moins, d'une altération de la muqueuse stomacale, ou des sécrétions gastro-intestinales, et que l'on n'a pas accordé assez d'attention aux assertions de M. Bouchardat. Je suis moi-même très-disposé à accepter ce point de vue pathogénique, mais non encore comme démontré. Seulement, je crois qu'il ne devra jamais être appliqué qu'à certains faits particuliers, et qu'il ne saurait être généralisé dans la pathogénie du diabète. (*Archiv. für physiol. Heilk.*, t. I. 1859, analysé dans *l'Union médicale* du 28 mars 1862).

Mais le diabète et la gravelle urique existent également en présence d'une parfaite intégrité de la respiration, comme en dépit de toute l'activité imprimée par l'hygiène aux conditions qui assurent l'oxygénation la plus parfaite du sang.

Quant au défaut de suffisante alcalinité du sang, ce n'est pas un médecin de Vichy qui peut ignorer le rôle qu'on lui a fait jouer dans bien des états morbides, ainsi qu'aux applications de la médication *dite alcaline*. Je ne puis oublier d'ailleurs qu'un savant chimiste, M. Mialhe, a fait de cette circonstance le sujet d'études particulières et d'un extrême intérêt (1). Mais je dois me hâter d'ajouter qu'aucun fait expérimental ne justifie la généralisation de cette hypothèse dans le diabète et dans la gravelle urique, ni surtout dans l'interprétation du mode d'action de la médication dite alcaline.

Ainsi, à mesure que nous avançons, l'observation directe nous abandonne, parce que nous nous engageons sur un terrain qui ne nous a pas encore été ouvert.

Nous voyons bien le point où les albuminoïdes, les féculents, les graisses, viennent se mêler au sang; nous voyons également celui où ils cessent d'y exister, du moins sous leur forme élémentaire; nous savons ce qu'ils y sont devenus à l'état physiologique; mais nous ne savons pas pourquoi ils s'y maintiennent à l'état pathologique.

Et nous en saurions davantage, nous saurions que c'est le défaut d'oxigène ou le défaut d'alcalinité du sang qui y

_____

(1) Mialhe, *Nouvelles recherches sur la cause et le traitement du diabète sucré ou glucosurie*, 1849, Voyez aussi *Annales de la Société d'hydrologie médicale de Paris*, t. I, p. 47, et t. II, p. 429.

9.

présiderait, que la question pathogénique resterait encore :
pourquoi ce défaut d'oxigénation ou d'alcalinité ?

C'est qu'ici les phénomènes d'affinité et de transformation chimique se trouvent sous la dépendance de phénomènes vitaux. C'est dans un milieu organisé qu'ils se passent;
et un terme du problème nous échappe, et nous échappera
peut-être toujours : il faut cependant chercher à s'en rapprocher le plus possible.

L'objet de ces remarques est d'appeler l'attention sur le
lien de parenté qui unit entre elles les espèces pathologiques que je viens de rapprocher.

Sans doute, la manière dont l'organisme est influencé
par chacune d'elles n'est pas uniforme.

Le développement graisseux agit surtout par la gêne et
la compression qu'il exerce sur les organes. Aussi ne lui
attribue-t-on un caractère pathologique que lorsqu'il a
atteint un degré considérable et en quelque sorte excep-
tionnel.

La gravelle urique n'entraîne généralement de conséquences graves que par les désordres qu'elle peut amener
dans un appareil qu'elle traverse, l'appareil urinaire.

La goutte trouble déjà la santé beaucoup plus profondément, et il n'est même pas nécessaire qu'elle dévie de sa
marche régulière pour entraîner par elle-même un état cachectique.

Le diabète est de tous ces états morbides celui dont le
retentissement est le plus profond et amène le plus sûrement la cachexie, c'est-à-dire l'épuisement de l'organisme.

Cela est sans doute en rapport avec le besoin qu'a l'économie de chacun de ces principes, et avec le degré de souf-

france qui résulte des conditions réfractaires à leur incorporation.

Mais ce qu'ils ont de commun ces trois états morbides, c'est que leur origine appartient à chacun des principes qui président essentiellement à la nutrition, et que leur caractère primordial est le défaut d'assimilation de l'un de ces principes.

Ce qu'ils ont de commun, encore, c'est que le trouble fonctionnel qui constitue leur manifestation essentielle, au moins l'apparition du sucre et celle des sédiments uriques dans l'urine, car l'existence en excès de la graisse se traduit d'une autre façon, peut se montrer isolément, passagèrement, et en dehors de la maladie que caractérise leur manifestation constante ou habituelle.

De telle sorte qu'il peut y avoir apparition d'acide urique ou de sucre dans l'urine, sans qu'il existe de gravelle ou de diabète.

C'est ainsi que les manifestations élémentaires de la gravelle (sédiments uriques) se reproduisent en dehors de toute prédisposition, sous l'influence d'un trouble apporté à l'organisme par une cause accidentelle quelconque : causes affectives, fatigues, course prolongée, veilles, dérangement dans le régime.

Puis il y a des individus chez qui ce même phénomène se reproduit avec une facilité particulière et sous une forme très-prononcée, pour la moindre cause occasionnelle, sans qu'il existe encore de maladie : cela paraît tenir au caractère général de la constitution.

Enfin il y a d'autres individus chez qui ces manifestations existent en vertu d'une disposition formelle et indépendante de toute cause occasionnelle ou déterminante, disposition souvent héréditaire et développée à un degré morbide. On dit alors qu'il existe une diathèse.

Ainsi, apparitions accidentelles, sous l'influence de causes particulières; apparitions fréquentes et faciles sous l'influence de causes quelconques, et par suite d'une disposition constitutionnelle; apparitions essentielles et sans causes occasionnelles, sous l'influence d'un véritable état diathésique; tels sont les trois degrés sous lesquels nous pouvons étudier les manifestations de la gravelle. Ces manifestations n'existent dans leur entier développement que dans le troisième degré; elles existent à un état tout élémentaire dans le premier. Et peut-être, quand elles viennent à se développer et à se montrer d'une manière continue, cela tient-il simplement aux mêmes conditions organiques, mais prononcées et permanentes, qui, passagères et à un degré léger, en déterminaient ce que nous en avons appelé les manifestations élémentaires.

Ne voit-on pas de même le sucre apparaître dans l'urine sous l'influence d'une gène accidentelle de la respiration, d'une lésion traumatique des centres nerveux, ou même d'autres régions, de causes affectives même (Cl. Bernard), en dehors du diabète? Et qui peut affirmer que des recherches plus expresses ne montreront pas bien d'autres apparitions accidentelles de la glycose dans l'urine, rapprochant encore davantage le caractère de ces apparitions de celles des sédiments uriques?

Mais tout autre est la *maladie*, que nous appellerons alors gravelle, ou diabète, ou diathèse urique ou diathèse glycosurique. Ici le désordre fonctionnel est permanent par le fait d'une cause organique que nous supposons, sans la connaître, par une nécessité philosophique. C'est le germe de la maladie, c'est quelque chose qui est par delà les affinités chimiques, comme par delà le blastème lui-même, et qui préside à tous les actes de l'organisme sain ou malade.

Je termine cette étude comparative par un dernier ordre de considérations emprunté à la thérapeutique, car c'est là, en réalité, je dois le dire, ce qui m'a conduit à l'ordre d'idées que je viens de développer.

Appelé par les circonstances spéciales de ma pratique à mettre en usage un traitement identique, le traitement thermal de Vichy, dans le diabète, dans la diathèse urique, dans l'obésité, j'ai été frappé de l'identité presque absolue des résultats que j'en obtenais, et pour leur caractère et pour leur portée, dans ces divers états morbides.

Les résultats thérapeutiques que j'ai exposés à propos de la goutte et de la gravelle, j'aurai à les exprimer presque dans les mêmes termes, à propos du diabète et de l'obésité.

Dans aucune de ces grandes maladies de la nutrition, le traitement de Vichy ne se montre comme médication spécifique, dans aucun, peut-être, il n'apporte par lui-même la guérison, mais, dans tous, il apporte une atténuation comparable.

Dans tous les cas où l'ancienneté de la maladie, une intensité excessive de la cause morbide, des complications fortuites, des conditions hygiéniques hostiles, ne viennent pas frapper toute intervention thérapeutique de stérilité, une atténuation considérable est la règle. Elle est la règle pour la goutte, comme pour le diabète, comme pour la gravelle. Cette atténuation assurée s'obtient alors que toute autre médication méthodique avait épuisé ses effets ; je ne compare pas ici les eaux de Vichy aux autres eaux minérales ; je les prends pour type de la médication thermale.

Sans doute encore des manifestations afférentes à la goutte, à la gravelle, au diabète, peuvent apparaître fortuitement et disparaître. Mais je parle de ces maladies *confirmées*. Que si d'heureuses exceptions peuvent être rencontrées, nous ne devons encore une fois nous arrêter qu'à l'ensemble des faits.

Quel est donc ici le rôle des eaux de Vichy? Nous ne saurions entrer en ce moment dans cet autre sujet de recherches, où nous rencontrerions de nouvelles difficultés, si nous voulions nous tenir dans le cercle d'une observation sévère.

Je me contenterai de le formuler, ce rôle, dans la proposition suivante qui est la seule expression possible des faits thérapeutiques auxquels je fais allusion : les eaux de Vichy tendent à régulariser les troubles survenus dans l'assimilation des principes nutritifs, protéiques ou respirateurs, introduits dans la circulation sanguine.

Associées aux conditions d'hygiène et de diététique en particulier, qui sont exigées par le désordre spécial existant dans l'assimilation des principes azotés, ou graisseux, ou féculents, elles fournissent au traitement de ces maladies de la nutrition un ordre de ressources que l'on ne rencontre dans aucun autre ordre thérapeutique.

Leurs effets y sont du reste d'autant plus apparents que l'état pathologique survenu est plus simple dans ses manifestations : très-prononcés dans la gravelle urique, qu'ils réduisent en général facilement à sa plus simple expression, ils sont presque aussi sensibles dans le diabète, tout en atteignant beaucoup moins profondément le principe même de la maladie. Dans la goutte, la médication thermale fournit des résultats moins assurés, parce que la maladie revêt ici des formes beaucoup plus compliquées. Quant à l'obésité, c'est certainement sur elle qu'elle a le moins de prise, bien que l'on y retrouve des traces prononcées de son action correctrice sur les désordres de la nutrition.

Les considérations pathogéniques que je viens d'exposer ne s'appliquent certainement pas à tous les cas de diabète.

Le professeur Cl. Bernard a appuyé dans le principe la pathogénie générale du diabète sur un accroissement effectif du sucre du foie, et hors de proportion avec les matériaux du sang qui peuvent servir à sa destruction. Il est probable, car ce point de pathologie réclame encore quelques démonstrations, que certains diabètes d'une durée limitée reconnaissent une pareille origine. Ce sont là des diabètes curables, comme sont curables les diabètes qui résultent d'un trouble apporté dans l'innervation ou dans la respiration, lorsque les circonstances pathologiques qui les ont fait naître ont disparu.

Mais autres sont les diabètes dont je me suis occupé, et auxquels la dénomination de diathèse glycosurique me paraît devoir s'appliquer, comme celle de diathèse urique et de diathèse graisseuse aux faits qui m'ont servi de sujet de rapprochement.

Ainsi, ce n'est pas le fait de rendre des urines sucrées et d'en rendre même pendant un certain temps, qui comporte par lui-même aucun caractère de gravité, et, à plus forte raison d'incurabilité, même relative. C'est le caractère diathésique de la maladie qu'il faut interroger, si l'on veut établir un pronostic rationnel et savoir si la maladie ne ressort que de conditions organiques accidentelles, ou si elle dépend de conditions durables, comme le sont les conditions qui président à l'existence de la goutte, de la gravelle, de l'obésité, etc.

LETTRE XIV.

―――

CHLOROSE ― MALADIES DU CŒUR.

Traitement de la chlorose à Vichy. — Les *Célestins* et les sources
ferrugineuses. — Traitement des maladies du cœur par les eaux
minérales. — Les maladies rhumatiques du cœur peuvent être
atteintes par une médication dirigée contre la diathèse rhumatismale. — Efficacité des eaux de Vichy vis-à-vis de certains symptômes
cardiaques. — Ce qu'on peut en attendre dans les lésions organiques
du cœur.

M. Petit a écrit « qu'il est peu d'affections contre lesquelles les eaux de Vichy aient un effet plus salutaire que
contre la chlorose ». Ceci nous paraît un peu exagéré.
Cependant il est bon de constater que la médication *dissolvante* et *fluidifiante* de Vichy peut être salutaire aux chlorotiques. Nous nous rappelons encore l'étonnement et l'in-
crédulité qu'un bien estimable et regrettable médecin,
Cherest, exprimait, dans une analyse de l'ouvrage de
M. Petit, au sujet d'une telle assertion. Comment concilier

ces deux choses qui se présentaient de front dans cet ouvrage, la médecine dissolvante et fluidifiante, et la guérison de la chlorose ? Le fait est qu'il faut choisir entre la première et la seconde. Mais comme l'une est une explication et l'autre un fait, le choix ne saurait être douteux.

Arrêtons-nous donc au fait, que nous ne demandons pas mieux que d'accepter, bien qu'il ne se trouve pas tout à fait conforme avec notre observation personnelle : en effet, nous avons été frappé depuis longtemps de la manière dont l'anémie symptomatique ou cachectique était heureusement modifiée par les eaux de Vichy; mais en même temps il nous avait paru que la médication était, non pas inutile, mais moins efficace dans la chlorose pure et simple. Une notice fort intéressante, insérée par M. Grimaud dans le *Bulletin de thérapeutique*, nous explique cette apparente contradiction ; c'est que nous traitions mal nos chlorotiques. En effet, ce jeune médecin nous apprend que, pour guérir les chlorotiques avec l'eau de Vichy, il faut se garder d'user des sources ferrugineuses et en particulier de la source *Lardy*, mais recourir à la source des *Célestins*, laquelle ne renferme pas de fer ou seulement la proportion de fer très-faible commune à toutes les sources de Vichy. Cela provient, paraît-il, de ce que la source des *Célestins* contient beaucoup de bicarbonate de soude, 5,103 par litre (Bouquet). A ce compte, la source de l'*Hôpital*, qui possède 5,029 de bicarbonate de soude, ne devrait guère être moins efficace dans le traitement de la chlorose, et on ne voit pas trop pourquoi la source *Lardy*, qui a 4,910 de bicarbonate de soude, plus que la *Grande-Grille*, le *Puits-Carré* et même *Hauterive*, demeurerait sans effet contre cette maladie. La seule raison qu'on puisse y trouver, c'est que la source *Lardy* renferme du fer, car c'est

là la seule différence appréciable qui puisse être exprimée
entre cette source et celle des *Célestins*. Cherest se serait
étonné bien davantage, s'il avait lu ces choses nouvelles.

En effet, nous tenons pour constant que les eaux de Vichy
sont salutaires aux chlorotiques. M. Grimaud l'explique
d'une manière très-satisfaisante. « S'il est vrai, dit-il, que
dans la chlorose en particulier, la circulation, la digestion,
la nutrition souffrent au point d'altérer la constitution, il
sera facile de comprendre que la vitalité imprimée à tous
les tissus par l'action puissante des eaux de Vichy soit
comme un coup de fouet qui réveille les fonctions languis-
santes et rétablisse entre elles l'harmonie nécessaire à la
santé. » Ce n'est certainement pas nous qui trouverons à
redire à ce langage, car c'est exactement là ce que nous
avons écrit maintes fois au sujet des eaux de Vichy, et nous
sommes très-heureux de le voir si bien reproduire par
M. Grimaud. Or, nous avions cru jusqu'à présent que si, à
ces précieuses propriétés inhérentes aux eaux de Vichy,
une source minérale pouvait ajouter celles qui appartiennent
au fer, le traitement de la chlorose ne pourrait qu'y gagner.
Faut-il, avec M. Grimaud, conclure le contraire des observations de notre honorable confrère ?

M. Grimaud rapporte trois observations recueillies à
l'hôpital de Vichy, d'abord de deux jeunes filles traitées
par la source des *Célestins;* la première, offrant *une cachexie
portée au maximum,* ne présentait plus, *le dix-septième
jour,* de traces d'une chlorose qui ne paraissait guère moins
grave. Enfin, le troisième cas offre ceci de remarquable,
qu'avant d'obtenir des résultats aussi frappants de l'eau des
Célestins, la malade avait fait, *l'année précédente,* usage de
la source *Lardy* sans aucun bénéfice.

Quoique nous n'ayons jamais vu guérir en moins de

vingt jours, à l'aide du *Puits Lardy,* des chlorotiques par-
venues au maximum de la cachexie, nous continuerons
d'employer l'eau des sources ferrugineuses de Vichy, alors
que les ferrugineux se trouveront indiqués, d'abord parce
que, si nous sommes profondément convaincu que le fer
est loin d'être nécessaire pour guérir la chlorose, nous n'a-
vons encore aucune raison de croire que ce médicament soit
précisément propre à en entraver ou retarder la guérison ;
ensuite pour une raison plus expérimentale encore : c'est
que si M. Grimaud a vu une jeune femme guérir, en buvant
de l'eau des *Célestins,* d'une chlorose que la source *Lardy*
n'avait pu modifier l'année précédente, (et que prouve un
fait ainsi isolé, quand on pense à toutes les circonstances
qui ont pu, d'une année à l'autre, modifier l'état de cette
femme au point de vue de l'opportunité des eaux de Vichy?),
nous avons vu nous-même plus de cinquante fois des
chloro-anémiques, dans toutes les conditions possibles,
trouver dans l'eau ferrugineuse du *Puits Lardy* soit une
guérison, soit une simple amélioration que les autres sources, et en particulier les *Célestins,* leur avaient opiniatré-
ment refusée.

MALADIES DU CŒUR.

Nous devons nous arrêter un peu sur une question encore
assez nouvelle, mais fort importante, de quelque manière que
des études plus approfondies doivent la faire définitivement
juger : c'est celle relative à l'emploi des eaux minérales
dans les maladies du cœur.

Les maladies du cœur ont été jusqu'ici rangées d'une
manière à peu près universelle, parmi les contre-indications
formelles aux eaux minérales. Il est probable qu'il y a
à appeler de ce jugement.

On a généralement le tort de considérer les traitements thermaux d'une manière absolue et indépendante de la direction qu'il est permis de leur imprimer. Et de même que, dans bien des cas où l'usage le plus simple des eaux minérales demeure impuissant, il est possible, au moyen de modes particuliers d'administration de ces mêmes eaux, de leur assurer une efficacité dont elles semblaient dépourvues ; de même, alors que leur usage banal semble rencontrer des contre-indications de nature à les faire proscrire, on peut arriver à en rendre l'administration possible et profitable, moyennant certaines précautions. Dans un cas il faut agir en plus, dans l'autre en moins.

Ceci est particulièrement applicable aux maladies du cœur. Ce qui a fait généralement bannir ces maladies des établissements thermaux, c'est la considération des propriétés excitantes qui sont attribuées aux eaux minérales. Nous ne saurions disconvenir qu'il n'y ait quelque chose de très-légitime dans une telle préoccupation. Cependant, outre qu'il est des eaux dont les propriétés excitantes ne sont pas absolument inhérentes à leur emploi, il ne faut pas ignorer qu'il est très-souvent possible d'atténuer ou même de masquer en quelque sorte ces propriétés, qui sont loin de constituer l'essence de leur action.

Cette importante question peut être étudiée à deux points de vue différents : le traitement direct de la maladie du cœur, ou bien le traitement des affections diathésiques sous la dépendance desquelles la maladie cardiaque a pu naître et se développer.

Ce dernier point de vue, parfaitement compris par quelques-uns de nos collègues aux eaux minérales, est sans contredit celui qui promet le plus à la thérapeutique. Il est même tellement logique qu'il ne semble réclamer d'autre condition, que le soin d'accommoder la direction du traitement lui-même aux conditions nouvelles créées par l'existence d'une affection organique de l'organe central de la circulation.

C'est dans ce sens qu'a conclu M. Patissier dans un intéressant rapport lu par lui à l'Académie de médecine, sur deux mémoires relatifs à l'emploi des eaux minérales dans le traitement de l'endocardite coexistante avec le rhumatisme, adressés par M. Vernière, médecin inspecteur des eaux de Saint-Nectaire, et par M. Dufresse de Chassaigne, médecin inspecteur des eaux de Chaudes-Aigues.

Ces eaux, de Saint-Nectaire et de Chaudes-Aigues, sont des eaux alcalines, notablement ferrugineuses et assez chargées de chlorure de sodium, dernière circonstance qui paraît le mieux propre à les différencier des eaux de Vichy; elles ont une température élevée, surtout celles de Chaudes-Aigues, et paraissant constituer une médication parfaitement appropriée au rhumatisme chronique. Les observations rapportées par nos deux honorables collègues prouvent que des symptômes cardiaques prononcés ont pu être très-directement modifiés par le traitement thermal, en même temps que l'affection rhumatismale à laquelle ils paraissaient liés. Les observations de ce genre ont sans doute besoin d'être multipliées et analysées avec grand soin ; mais il y a déjà un compte sérieux à tenir de celles dont M. Patissier a entretenu l'Académie de médecine.

Un de nos honorables confrères de Vichy, M. le docteur Nicolas, a traité la question d'une manière plus explicite, et dans le sens du traitement et de la guérison directe des maladies du cœur par les eaux de Vichy. Dans un mémoire sur l'*utilité des alcalins et surtout des eaux minérales de Vichy contre certaines affections organiques du cœur*, il a cherché à démontrer que les eaux de Vichy, par leurs propriétés excitantes à la fois et par leurs qualités chimiques, étaient propres à résoudre les engorgements du cœur en général, depuis les concrétions polypiformes qui se forment dans l'endocardite aiguë « jusqu'à l'hypertrophie simple ou complexe, l'induration et l'épaississement des valvules, le rétrécissement des orifices, lorsque ces affections (c'est *lésions* qu'il faut dire) sont à la deuxième période de leur marche chronique, et qu'elles n'ont pas encore dépouillé les tissus de leurs propriétés organiques spéciales..... »

C'est surtout dans leurs rapports avec le rhumatisme et la goutte, que M. Nicolas considère les maladies du cœur comme indiquant l'usage des eaux de Vichy; mais comme ce n'est pas en partant de la diathèse, mais en s'adressant directement à la lésion organique elle-même, que les eaux de Vichy lui paraissent agir, il est évident que toutes les maladies du cœur, semblables au point de vue organique, devraient en subir également l'heureuse influence. En effet, mariant ensemble des déclarations ultra-vitalistes avec des appréciations ultra-chimiques, l'auteur de ce mémoire nous montre le liquide alcalin pénétrant, par la circulation, jusque dans les produits morbides, pour en opérer l'absorption « en les divisant, en les étendant, en les fluidifiant, en les dissolvant. »

De nombreuses observations sont rapportées par M. Nicolas, tou es prises avec un soin consciencieux auquel nous tenons d'abord à rendre hommage. Mais nous ne pouvons nous empêcher de faire remarquer que la valeur de ces faits, au point de vue dogmatique, nous ne voulons pas dire théorique, mais bien relatif aux indications qui peuvent en être déduites, repose tout entier sur la réalité du diagnostic. Or, quand il s'agit d'un sujet aussi difficile que l'analyse des symptômes cardiaques, et un diagnostic à formuler d'emblée sur des malades que l'on ne peut observer qu'avec une certaine presse et durant un temps limité, on peut, sans offenser personne, émettre quelques doutes sur la certitude du diagnostic porté. Et quand, sur les trente-trois observations contenues dans le mémoire de M. Nicolas, nous en trouvons environ une dizaine dans lesquelles un bruit de souffle caractérisé et attribué plusieurs fois à un rétrécissement valvulaire, disparaît entièrement, ainsi que la majeure partie ou la totalité des symptômes cardiaques, en vingt ou vingt-cinq jours du traitement thermal, même avec l'addition de la digitale, nous sommes obligé de douter de l'existence d'une lésion organique, surtout chez quelques malades qui se sont trouvés du premier coup complétement guéris.

Nous devons donc, nous, médecin de Vichy, protester contre cette prétention : que les eaux de Vichy possèdent la vertu de guérir les maladies organiques du cœur, même chez les goutteux et les rhumatisants. C'est une assertion trop grave pour que le mémoire de M. Nicolas, malgré le mérite de son auteur, suffise à nous le faire accepter. Voici seulement quelles conclusions nous pouvons tirer des observations contenues dans ce travail : ces conclusions rentrent dans le cercle de notre propre observation ; seulement nous devons avouer que M. Nicolas a considérablement étendu ce cercle, et de beaucoup dépassé ce que nous avons vu et obtenu nous-même.

On sait combien les malades chloro-anémiques, qu'il s'agisse d'une chloro-anémie essentielle ou symptomatique, présentent de phénomènes variés du côté de la circulation cardiaque, dus, soit à l'état du sang, soit à une névrose du cœur. On sait aussi combien ces phénomènes sont propres à simuler une affection organique du cœur, à laquelle du

reste ils peuvent aboutir si le développement n'en est en-
rayé. Or, comme le traitement thermal de Vichy se trouve
parfaitement approprié à une foule d'états morbides auxquels se lient ces troubles cardiaques, et qu'il est même
propre à corriger lui-même l'état du sang, surtout à l'aide
des ressources ferrugineuses dont il dispose, il en résulte
que l'on voit souvent les accidents observés du côté du
cœur se modifier en même temps que le reste de la santé,
et que ceux-ci peuvent effectivement guérir sous l'influence
réelle des eaux. Voici pour les cas qui ne rentrent pas dans
les maladies organiques du cœur.

Quant à celles-ci, le traitement thermal nous paraît avoir
beaucoup moins de prise sur elles. Cependant, comme elles
peuvent également se trouver liées à des troubles fonctionnels, à cause d'embarras dans la circulation qui ne peuvent
que réagir fâcheusement sur elles, et auxquels les eaux de
Vichy sont propres à remédier, tels que engorgements du
foie, torpeur de la circulation abdominale, état hémorroïdaire, atonie des voies digestives, on comprend comment
et à quel titre le traitement thermal peut être utile aux
individus qui les portent. Il ne faut pas oublier encore
que l'état du sang peut contribuer beaucoup à compliquer
et à exagérer les symptômes cardiaques, et que, pour
cette raison, les ferrugineux ont pris une certaine place
dans le traitement des maladies organiques du cœur.

Voici ce que nous avons observé nous-même à Vichy.
Maintenant les observations de M. Nicolas tendent à prouver
que le champ des ressources de Vichy à cet égard a une
étendue plus grande qu'on ne le suppose en général et
que nous ne l'avons pensé nous-même ; nous les acceptons
pleinement dans ce sens, et nous serons heureux de voir
se réaliser les espérances qu'elles permettent de concevoir.

Un mot encore sur le point de vue diathésique, goutteux ou rhumatismal, dans ses rapports avec les maladies du cœur. Nous ne saurions le considérer comme très-fécond en conséquences pratiques. En effet, la diathèse goutteuse à laquelle les observations de M. Petit et les nôtres ont montré que les eaux de Vichy s'adaptaient parfaitement, ne prend pas une part très-considérable ni très-directe à la pathogénie des maladies du cœur. Il n'en est pas de même du rhumatisme, qui est peut-être l'origine de la plupart des lésions organiques de cet organe. Mais s'il n'est pas permis d'affirmer que les eaux de Vichy ne puissent avoir aucune prise sur les affections rhumatismales chroniques, il ne serait cependant pas sérieux de s'appuyer sur une spécialité d'action qu'elles ne possèdent pas elles-mêmes, pour en déduire leur opportunité dans le traitement des maladies du cœur qui reconnaîtraient une semblable origine.

LETTRE XV

DU RÉGIME A SUIVRE A VICHY.

Préjugés chimiques. — Prohibition superstitieuse des acides aux eaux
minérales. — Rectification des erreurs répandues à ce sujet. — De
l'usage du vin à Vichy. — De l'usage des fruits.

On disait autrefois : les eaux minérales sont alcalines ;
donc il ne faut pas introduire d'acides dans l'économie, de
peur de les neutraliser.

Cette chimie d'un autre âge et ces principes surannés règnent encore aujourd'hui sans conteste auprès des établissements thermaux, car la plupart des eaux minérales se
trouvant plus ou moins alcalines, réclament leur part dans
la proscription générale des acides. Ce n'est donc pas seulement sous le rapport des théories, de la pratique médicale,
il fallait aussi que ce fut sous le rapport de la diététique,
que les eaux minérales eussent, à leur usage, des principes

tout particuliers. Médecine à part, avons-nous dit plus haut, chimie à part, hygiène à part.

Il serait assez curieux de rechercher les raisons pour lesquelles la médecine thermale laisse aller autour d'elle la science contemporaine, ses découvertes et ses applications, sans sortir de son ornière et de ses idées d'un autre siècle.

Il est peut être difficile à un médecin de s'exprimer librement sur ce sujet. Nous nous contenterons d'invoquer l'habitude ou plutôt la routine. S'il s'agissait seulement de préjugés et de coutumes vulgaires, nous n'aurions pas à nous y arrêter longtemps : mais il s'agit de préjugés médicaux, qui se rattachent aux précédents plus qu'on ne pourrait le penser d'abord. Il est des médecins, même instruits, qui ne prennent pas la peine de rectifier les habitudes ou les croyances qu'ils rencontrent, soit chez leurs confrères moins éclairés, soit dans le public. Et d'ailleurs, les médecins étrangers aux stations thermales ne s'occupent pas beaucoup du genre de vie qu'on mène à ces dernières.

Quant aux médecins des eaux minérales eux-mêmes, il est probable que la plupart (nous parlons de ceux qui vivent sur ces vieilles données de l'antipathie des acides et des alcalins) pèchent plus par inattention que par ignorance. D'autres hésitent à se donner la peine nécessaire pour persuader au public de renoncer à des croyances si chères aux habitués des eaux minérales. La question des acides est devenue là un article de foi, et peut-être un grand nombre de malades, conduits aux eaux minérales par des écarts de régime, saisissent-ils avec empressement cette occasion de faire pénitence, aux dépens de cette bête noire des eaux alcalines, les acides.

D'ailleurs, le sage n'a-t-il pas dit : *Vulgus vult decipi*, les hommes veulent être trompés; et un médecin philosophe

n'a-t-il pas ajouté : *decepiatur !* qu'ils soient donc trompés !
Rien n'accompagne mieux un traitement médical, qu'un
régime précis, minutieux, grâces auquel le malade se per-
suade, au prix de quelques privations et sans restreindre en
rien son appétit, à peine un peu sa gourmandise, qu'il poursuit aussi bien son traitement au déjeûner et au dîner, qu'en
buvant les eaux et en prenant les bains. Une partie du
prestige des charlatans gît dans des prescriptions et des
prohibitions puériles. Pourquoi ne pas leur emprunter ces
simples artifices qui ne tournent, en définitive, qu'au profit
du malade et à sa guérison ?

Nous ne chercherions certainement pas à troubler les
sentiments de réprobation qui frappent, aux eaux minérales, et à Vichy surtout, tout ce qui est ou paraît être
acide, si telles en devaient être simplement les conséquences. Mais comme cette réprobation conduit, au fond, à
un régime essentiellement vicieux et exactement contraire
à ce qui convient dans le plus grand nombre de cas, il faut
bien que nous cherchions à combattre ce fanatisme sans
raison.

La question des acides dans la diététique thermale a été
posée ainsi : un médicament alcalin étant introduit dans
l'économie, les acides qui viendront à pénétrer dans cette
dernière neutraliseront à mesure ce médicament, et en an-
nihileront ainsi les effets thérapeutiques. Or, il n'est pas un
point, de cette proposition complexe, qui ne constitue une
erreur. Nous nous sommes suffisamment expliqué, ailleurs,
sur ce qu'il fallait penser de l'idée de *médication alcaline,*
appliquée aux eaux de Vichy. Nous y reviendrons d'autant
moins que ce sujet de discussion n'a rien à faire ici, et que,
les eaux de Vichy dussent-elles n'agir que par la neutrali-
sation, la dissolution, la saturation alcaline, cela ne change-

rait en rien ce qui concerne la diététique au point de vue des acides.

Il y a une distinction importante à faire, au sujet de l'introduction des aliments, ou des condiments, ou des boissons acides. Il y a à distinguer l'action qu'ils peuvent exercer, à titre d'acides, d'un côté sur l'estomac, ou bien de l'autre sur le sang et sur l'ensemble de l'économie.

Lorsque l'on prend des substances acides, c'est en qualité d'acides que celles-ci sont reçues par l'estomac. Or, parmi les malades qui hantent les eaux minérales, et Vichy en particulier, il en est un grand nombre dont l'estomac ne tolère que difficilement la présence des acides. Ces substances impressionnent douloureusement la surface de cet organe, ou bien ne trouvent pas ses liquides dans des conditions propres à leur faire subir les transformations nécessaires. De là, des douleurs, des éructations acides, des pyrosis, symptômes bien connus des dyspeptiques, des gastralgiques surtout. Telle est vraisemblablement la principale cause de la proscription des acides aux eaux minérales. On a vu qu'ils ne convenaient pas à un certain nombre d'individus, et sans en chercher la raison, on les a défendus à tous.

Mais si l'on considère les acides au point de vue de leur pénétration dans l'économie, de leur action sur le sang, etc., voici ce que l'on trouve : c'est que les acides des aliments et des boissons, étant des acides organiques, une fois introduits dans nos humeurs, sont décomposés de manière à ce que le résultat de leur assimilation constitue non plus des acides, mais des produits alcalins.

Voici le fait général. Maintenant existe-t-il des exceptions à cela ?

N'y aurait-il pas quelques acides qui, plus fixes que les

autres, seraient réfractaires à ce travail d'assimilation, c'est-
à-dire de décomposition? L'acide oxalique ne serait-il pas
dans ce cas? N'y aurait-il pas des conditions organiques
particulières, dans lesquelles les acides en général, ou certains acides en particulier, ne subiraient plus les modifications qui les détruisent à l'état normal? Et cela ne se ren-
contrerait-il pas dans certaines gravelles, au sujet desquelles
les théories professées il y a plusieurs années par M. Magendie, et depuis par quelques médecins anglais, trouveraient leur application? Il eut été plus profitable à la science
et à la pratique de rechercher ce qu'il peut y avoir de vrai
dans de telles hypothèses, que de s'évertuer à vouloir nous
prouver que le vin et les fruits neutralisent les eaux de
Vichy. Dans tous les cas, ce seraient là des exceptions, ou au
moins des cas particuliers qui ne sauraient rien changer aux
faits généraux que nous sommes obligé de rappeler ici (1).

Le vin est proscrit à Vichy comme propre à détruire
toute l'efficacité du traitement thermal, à cause des acides
qu'il renferme. Ainsi M. Barthez affirme que le vin ne convient en aucune manière lorsque l'on boit les eaux de Vichy,
parce que contenant, entre autres choses..., du tartrate
acide de potasse et de chaux.... et de l'acide acétique ou
vinaigre...., « cette boisson mélangée avant ou pendant
qu'elle est dans l'estomac ou dans le sang, se combine, décompose et neutralise les principes alcalins des eaux, et
ferme avec eux des combinaisons nouvelles, d'où découlent
des propriétés nouvelles. » M. Petit, un peu moins explicite, dit cependant aussi « que les malades à Vichy devraient particulièrement éviter avec soin tous les acides, et
sous ce rapport, supprimer le vin, ou du moins n'en boire
que très-peu et étendu d'une grande quantité d'eau. »

(1) *Annales de la Société d'hydrologie médicale de Paris*, t. XI.

Lorsqu'on envisage une chose à un point de vue exclusif, on n'en voit généralement que la moitié. Nos confrères de Vichy n'aperçoivent que des acides dans le vin, et peu s'en faut même qu'ils n'y voient que du vinaigre, et ils semblent oublier qu'il y a autre chose que des acides dans le vin, beaucoup de choses sans doute, mais une entre autres qu'il ne faut pas entièrement négliger en matière de diététique, c'est l'alcool. Or, il arrive que ces acides, dont ils se sont seulement occupés, sont des éléments transitoires, destructibles, du vin, à peu près insignifiants dans les bons vins de table au moins, tandis que ce dont ils n'ont pas parlé, l'alcool, est la partie essentielle, fixe, et par suite, la plus importante à considérer au point de vue du régime des malades, et même des gens bien portants.

Or, qu'est-ce que les acides du vin ? Quand il y a du vinaigre dans le vin, ce n'est pas seulement à Vichy qu'il ne vaut rien ; il est inutile d'en parler. Les acides du vin sont multiples ; il y a probablement de l'acide racémique, de l'acide malique (B. Jones); mais ils peuvent être tous ramenés à un acide type, et que, dans les analyses, on prend comme étalon, c'est l'acide tartrique. Or, l'acide tartrique, comme les acides malique, citrique, etc., une fois introduit dans l'économie, se détruit, se brûle et se convertit en quoi? En carbonates alcalins, c'est-à-dire en des sels précisément congénères avec ceux qui s'introduisent dans l'économie par les eaux de Vichy.

Si l'on mêle du vin avec de l'eau de Vichy, voici ce qui se passe. La matière colorante du vin verdit sous l'influence des alcalins. La matière astringente se combine avec le fer de l'eau minérale, et une portion de l'acide carbonique de cette dernière cède la place aux acides du vin, tartrique, malique, acétique, et fait des tartrates, des malates, des acétates de soude. Que l'on prenne le vin mêlé à de l'eau pure ou à de l'eau minérale, tout le monde sait que les alcalis minéraux combinés aux acides organiques se convertissent dans l'économie en carbonates alcalins.

Qu'y a-t-il donc dans ces transformations du vin de contraire à l'action des eaux de Vichy? Nous avens reconnu, d'un autre côté, par une expérience plusieurs fois répétée sur nous-même, que l'urine pouvait s'alcaliser aussi promptement par l'usage de l'eau de Vichy coupée avec du vin, qu'avec l'eau de Vichy pure.

Quant aux acides minéraux eux-mêmes, Berzélius a reconnu qu'ils ne passent pas dans l'urine, et ne la rendent pas plus acide qu'elle n'est. En effet, une petite quantité d'acide vînt-elle à pénétrer dans la circulation, qu'elle devrait être immédiatement neutralisée par la soude libre contenue dans le sang.

Si nous insistons sur le caractère chimérique des inconvénients que l'on a attribués au vin, comme boisson acide, chez les personnes qui font usage des eaux alcalines, ce n'est nullement au point de vue de leur agrément. L'usage du vin n'est pas seulement une affaire de luxe ou de sensualité. Le vin est une boisson qui doit à son principe alcoolique des propriétés stimulantes, à l'ensemble de sa composition, des propriétés toniques, lesquelles lui assignent une grande place et presque le rang d'un aliment, dans notre diététique habituelle, celui d'un médicament, dans de nombreuses conditions de santé. La plupart des malades qui viennent à Vichy sont habitués à boire du vin à leurs repas ; le plus grand nombre ont besoin d'un régime tonique pour relever une constitution altérée ou les conséquences d'une maladie de longue durée. Il ne saurait donc être indifférent de leur défendre ou de leur prescrire le vin, pendant l'usage

des eaux de Vichy. Du reste, pour être conséquent avec la
doctrine, les malades qui ont besoin des eaux de Vichy devraient entièrement supprimer le vin de leur régime, et aux
eaux et ailleurs. En effet, pourquoi les iatro-chimistes de
nos jours prescrivent-ils les eaux de Vichy? Pour vous alcaliser. S'il faut vous alcaliser, c'est que vous avez trop
d'acides : le vin ne peut que vous nuire en y ajoutant les siens.
Tels sont les raisonnements que nous avons trouvés régnant
à Vichy, il y a plusieurs années. La doctrine chimique pure
commence à y perdre un peu de son assurance, et dans quelque temps sans doute, il n'en restera plus que le souvenir.

Les médecins anglais tombent, du reste, souvent dans
l'erreur que nous constatons chez beaucoup de médecins
des eaux minérales, en France et en Allemagne. Dès qu'un
Anglais est dyspeptique, on le déclare atteint de diathèse
lithique, et on lui défend tous les acides, le vin surtout. On
le met à l'usage du brandy, c'est-à-dire de l'eau-de-vie
étendue d'eau. Cette distinction, que nous recommandions
tout à l'heure entre les effets du vin sur l'estomac et les
effets de cette boisson sur l'ensemble de l'organisme,
échappe également à nos confrères d'outre-Manche. De ce
que le vin détermine quelquefois des éructations acides, il
n'en résulte nullement que l'usage de cette boisson doive
encombrer l'économie d'acides. C'est tout le contraire,
puisqu'il y apporte des alcalins.

La véritable raison de la préférence que l'on donne en
Angleterre au brandy sur le vin, c'est sans doute la rareté
du vin dans le Royaume-Uni, et plus encore peut-être, la
nature des vins qui y sont le plus recherchés, vins fortement
sucrés, et alcoolisés, et dont les personnes nerveuses, irritables, dont les estomacs malades s'accommodent beaucoup
plus difficilement que de nos vins de France et surtout de
nos vins de Bordeaux.

Il n'y a donc aucune raison de supprimer le vin ou d'en diminuer l'usage à Vichy à cause de ses qualités acides. Les eaux de Vichy, au contraire, peuvent rendre possible l'usage du vin que la susceptibilité de l'estomac ne permettait pas de tolérer. Car s'il n'est pas vrai que les acides du vin neutralisent l'eau de Vichy, la proportion inverse, que l'eau de Vichy neutralise les acides du vin, est plus exacte, et les vins qui renfermeraient un excès d'acides pourraient être ainsi corrigés.

Mais c'est au point de vue de ses propriétés stimulantes que l'usage du vin, comme de toutes les boissons alcooliques, doit être considéré à Vichy.

Les eaux minérales sont toutes excitantes à un certain degré, soit d'une manière essentielle et durable, soit d'une manière superficielle en quelque sorte et éphémère. Il est donc généralement convenable de diminuer, pendant la durée du traitement, la proportion des stimulants qui pouvaient prendre place dans le régime habituel. C'est dans ce sens seulement que doit être réglé l'usage du vin chez les personnes qui prennent les eaux de Vichy. Quant au choix du vin, nous le voudrions voir à peu près limité au vin de Bordeaux. On fait du reste, à Vichy, un usage presque exclusif de vins de Beaujolais, assez légers, agréables, et auxquels nous ne voyons pas de sérieuses objections à faire.

Si nous nous sommes longuement étendu sur cette analyse de l'usage diététique du vin, c'est qu'elle devait nous dispenser d'insister longuemement sur les autres sujets qui ont servi de thème à la diététique *acidophobe* (qu'on nous passe le mot, aussi barbare que la chose) de Vichy. Après tout, on n'est pas parvenu à supprimer entièrement le vin des tables à Vichy. Si beaucoup de personnes se tiennent à l'eau, d'autres se contentent d'étendre leur vin d'une grande quantité d'eau, suivant la recommandation de M. le docteur Petit. Mais les fruits Les esprits forts, à Vichy, mangent des fraises, mais ne vont jamais au-delà.

Or, il arrive exactement pour les acides des fruits, ce que nous avons trouvé qu'il arrivait pour les acides du vin. Nous nous bornerons à reproduire, sur ce sujet, un passage, c'est-à-dire des citations empruntées à un ouvrage que nous avons publié nous-même il y a quelques années. « Wœler, disait Berzélius en 1833, a trouvé que chez l'homme, comme chez les chiens, les sels neutres produits par la combinaison des acides végétaux avec la potasse et la soude, subissaient de la part de l'action vitale une décomposition dont le résultat était que l'alcali s'échappait par l'urine, à l'état de carbonate, de sorte qu'après un abondant usage de ces sels l'urine devenait assez alcaline pour faire effervescence avec les acides. Voilà pourquoi il arrive très-fréquemment que l'*urine devient fortement alcaline* après qu'on a mangé beaucoup de certains fruits, tels que *pommes, cerises, fraises, groseilles*, etc., parce que ces fruits contiennent des citrates, des malates potassiques que l'action de la vessie décompose. Cette circonstance explique un fait constaté par l'expérience, c'est que l'usage prolongé de ces fruits fournit un moyen efficace contre les calculs ou les graviers d'acide urique. » Ces expériences de Wœhler, renouvelées depuis par M. Millon, ont cours aujourd'hui dans la science mais c'est des faits de ce genre que l'on peut dire : « Qu'il est impossible de prévoir rigoureusement, d'après les notions ordinaires de la chimie, les résultats de certaines expériences. »

Tout ceci n'empêche pas que les acides des fruits, comme ceux du vin, ne puissent rencontrer des estomacs réfractaires et qui ne sauraient les tolérer. Dans ce cas, il est bien clair qu'il faut les supprimer du régime. Mais les eaux de Vichy ont précisément pour effet ordinaire de corriger ces conditions vicieuses de l'estomac.

Croit-on maintenant qu'il soit indifférent de s'abstenir ou non de toute espèce de fruits ou d'aliments et de boissons rafraîchissantes pendant le traitement thermal? Cette partie du régime n'est-elle pas essentiellement utile durant les chaleurs de l'été et pendant que l'on fait usage d'un traitement plus ou moins stimulant? Il faudrait, pour soutenir le contraire, être étranger aux notions les plus élémentaires de la diététique : tel n'est pas sans doute le cas des médecins qui défendent le vin et les fruits à Vichy; mais ils sacrifient des pratiques salutaires à des idées physiologiques sur la valeur desquelles ils s'abusent d'une manière absolue. De pareilles chimères n'ont pas moins cours, il faut en convenir, en Allemagne qu'en France, et le docteur Vogler déplore les conséquences « de ce régime d'ordinaire obligatoire, hélas! sans rime et sans raison! »

Les conclusions de tout ceci sont aisées à formuler : c'est qu'il n'existe ici aucune espèce de relation entre le régime diététique qui convient et la nature des eaux dont on fait usage. Chacun doit suivre, en prenant les eaux, le régime indiqué par la maladie dont il est atteint, c'est-à-dire qu'il avait à suivre avant le traitement et qu'il devra suivre après, sauf ce que les bénéfices obtenus des eaux lui permettront d'en modifier. La seule considération à laquelle il y ait à s'arrêter pendant l'usage des eaux, est relative aux qualités stimulantes qui sont généralement inhérentes à tout traitement thermal.

11

Cette proposition, ainsi étendue, résume d'une manière complète tout ce qui peut concerner la diététique thermale. Quant à la diététique individuelle, l'usage des eaux ne change rien aux règles qui doivent y présider, et, qui, on le sait, dérivent à la fois des conditions de santé ou de maladie, de tempérament ou de constitution, enfin d'habitudes ou de genre de vie.

LETTRE XVI.

___

INFLUENCE DES CONDITIONS HYGIÉNIQUES
AUX EAUX MINÉRALES.

Les influences hygiéniques viennent compléter, en s'y ajoutant, l'action
thérapeutique des eaux minérales. — Classes de malades qui s'y
trouvent soustraits. — L'action médicatrice de la nature. — Atmosphère. — Exercices. — Distractions.

On a souvent répété qu'une grande partie des résultats
thérapeutiques obtenus aux eaux minérales devaient être
attribués aux conditions hygiéniques particulières que les
malades y rencontraient, et cette observation est parfaitement juste ; mais ce qui l'est moins, c'est qu'en général,
c'est aux dépens des propriétés thérapeutiques des eaux minérales elles-mêmes, que l'on se croit obligé de reconnaître
la part des influences hygiéniques qui se combinent avec
elles ; et il n'est pas rare d'entendre des médecins ou des
gens du monde sceptiques, c'est-à-dire ignorants (le scep-

ticisme procède, en général, ou d'une grande science ou d'une profonde ignorance), avancer que la distraction et l'exercice, pris dans un séjour agréable et désiré, sont tout le secret des guérisons obtenues aux eaux minérales.

Une pareille proposition, qui ne mérite même pas le nom de paradoxe, n'a pas besoin d'être réfutée ; cependant, tout absurde qu'elle puisse être, elle n'en renferme pas moins un point de vue plein d'intérêt et de vérité, et à l'examen duquel nous consacrerons quelques développements. Quelle est la part qui revient, dans les effets thérapeutiques obtenus aux eaux minérales, aux conditions hygiéniques dont les malades se trouvent environnés, indépendamment de l'action thérapeutique ou médicamenteuse propre des eaux elles-mêmes ?

Un pareil sujet, que l'on traite en général avec beaucoup de légèreté, c'est-à-dire qui ne prend habituellement qu'une part tout-à-fait accessoire et tout-à-fait superficielle aux déterminations relatives aux eaux minérales, est cependant d'une extrême gravité, et touche nécessairement aux problèmes les plus élevés et les plus ardus de la médecine.

C'est le sort de toutes les questions qui ont rapport à l'art de guérir. Tout se lie dans la nature. Et ainsi que la création n'est ni moins complète, ni moins merveilleuse dans la réproduction d'une infusoire que dans celle de l'homme, de même toutes les lois de l'organisation, dans ses rapports avec elle-même et avec le monde extérieur où elle est plongée, se trouvent mises en jeu dans le moindre des phénomènes dont les êtres organisés sont le théâtre.

En conséquence, cette lettre sera consacrée au développement de la proposition suivante : que c'est précisément parce que certaines conditions hygiéniques se trouvent habituellement inhérentes à leur emploi, et en raison du dé-

veloppement de ces mêmes conditions, que les eaux minérales constituent une médication d'une extrême efficacité,
et impossible à remplacer artificiellement.

Le médecin, qui prescrit un traitement thermal, doit
avoir deux choses en vue : d'abord une médication particulière, composée elle-même de deux termes, un médicament
d'une constitution donnée et plus ou moins connue, et un
mode spécial, très-variable, d'administration de ce médicament, ensuite un ensemble particulier de conditions hygiéniques parfaitement définissables.

Or, de même que pour certains malades, la composition
chimique du médicament importe surtout, tandis que son
mode d'administration acquiert, pour d'autres, une valeur
dominante, de même il peut arriver que, dans telle circonstance, on n'ait guère à se préoccuper que de la médication,
et que, dans telle autre, il faille surtout songer aux conditions hygiéniques où l'on va placer son malade.

La part qui peut appartenir séparément à chacun de ces
éléments du traitement thermal, n'est pas toujours aussi
difficile à apprécier qu'on pourrait le croire.

Les circonstances accessoires à la médication thermale,
qu'entraîne un séjour aux eaux minérales, se peuvent rapporter aux deux faits suivants : changement de climat ou
au moins de milieu, changement d'habitudes par la distraction et l'exercice auxquels on se livre habituellement aux
eaux. Il n'y aurait peut-être pas grand profit pour la question, à aller rechercher, à ce sujet, les cas particuliers, ainsi
les individus qui ne trouvent que l'ennui où les autres rencontrent le plaisir, qui portent des préoccupations sérieuses
ou fâcheuses là où l'insouciance ou l'oubli sont le mot d'ordre d'une nombreuse population. Chacun pourra reproduire
des exemples de malades que ces circonstances peu favo-

rables n'ont cependant pas soustraits aux effets thérapeutiques des eaux, d'autres dont le traitement, au contraire,
a été entravé par cette disposition réfractaire aux saines
traditions de la vie thermale. Mais nous avons, depuis longtemps, fixé notre attention sur deux classes de malades,
aux eaux minérales, les indigents d'une part, et, de l'autre,
les habitants de la localité, lesquels se trouvent naturellement soustraits aux conditions que nous avons exposées
tout à l'heure. Vis-à-vis de ces deux classes d'individus,
nous avons donc à peu près exclusivement affaire à l'action
médicamenteuse des eaux : or, voici ce que nous avons
observé à Vichy.

Les distractions intellectuelles ou autres, que les gens
du monde trouvent autour des sources minérales, ne sont
sans doute pas faites pour les indigents. Ceux-ci, que
l'éloignement ordinaire des grandes villes ne permet guère
de recueillir que dans les campagnes, ne trouvent pas non
plus en général dans la vie au grand air, ou dans l'exercice,
une diversion salutaire à des habitudes opposées. Tous
vivent dans l'inaction et l'ennui : les femmes seules peuvent
apporter quelques occupations avec elles.

Cependant, nous avons été frappé des résultats considérables obtenus, par nous-même ou sous nos yeux, à l'hôpital civil de Vichy, sur une population bien misérable et
bien avariée. Sans doute, pour beaucoup, la vie réglée de
l'hôpital, le bien-être relatif du logis, une alimentation
meilleure (bien qu'il y eût encore assez à redire sous ce
rapport) (1), constituaient une amélioration générale dans
le genre de vie. Mais évidemment, chez ces individus, le
traitement était exclusivement restreint à l'usage médicamenteux des eaux.

(1) C'était de 1848 à 1850.

Ceci implique-t-il une contradiction avec la valeur que nous assignons, d'un autre côté, aux conditions refusées à cette classe, et qu'une classe privilégiée rencontre auprès des sources thermales? Non. Ceci viendrait seulement, s'il était nécessaire, confirmer les propriétés thérapeutiques ou médicamenteuses des eaux elles-mêmes. Mais il faut remarquer, en outre, que la plupart de ces malades viennent aux eaux sans avoir subi de traitement encore, ou bien autre chose que des traitements fort incomplets. Or, on sait combien l'absence de médication antérieure et habituelle ajoute d'énergie aux moyens que l'on emploie. C'est dans les classes pauvres que nous avons recueilli les exemples les plus saisissants d'action rapide, évidente, puissante, des moyens thérapeutiques bien indiqués, et cela dans des affections qui n'étaient certes pas imaginaires. Mais la plupart des malades aisés qui viennent aux eaux ont déjà usé ou abusé de toutes sortes de médications : ils sont beaucoup plus difficiles à guérir.

On n'obtient pas, à beaucoup près, de résultats aussi satisfaisants de l'usage des eaux chez les pauvres gens qui, ne trouvant plus de place à l'hôpital, vivent comme ils peuvent par la ville : leur existence est souvent si misérable et si dénuée, qu'il leur est plus difficile de tirer du traitement thermal quelque chose d'avantageux.

Nous avons fait remarquer que les habitants (indigènes) des stations thermales se trouvent naturellement soustraits à ces influences attribuées au changement de milieu et d'habitudes, que la plupart des malades subissent aux eaux, en même temps qu'une médication spéciale. Ici, les éléments de comparaison paraissent plus exacts, puisqu'il s'agit d'individus dont la condition sociale, et par suite les habitudes personnelles, se rapprochent.

Eh bien, nous avons suivi, depuis plusieurs années, avec une grande attention, cette observation comparative, et nous avons constaté, d'une manière qui ne nous laisse aucune incertitude : que, toutes choses égales d'ailleurs, les eaux minérales agissent d'une manière moins formelle sur les habitants de la localité que sur les étrangers. Nous ne pouvons cependant, qu'avec une certaine réserve, généraliser une telle proposition ; quoique nous ayons des raisons de croire que les choses se passent ailleurs de la même manière qu'à Vichy, nous ne devons pas oublier que c'est à Vichy seulement que nous avons fait ces observations.

A quoi faut-il attribuer cette condition en apparence défavorable des habitants des localités thermales ? On avait cependant remarqué depuis longtemps que si les eaux minérales jouissaient de ces propriétés spécifiques merveilleuses dont on s'est plu à les doter avec tant de libéralité, les indigènes qui en peuplent les approches devraient être absolument exempts des maladies qu'elles seraient si bien aptes à guérir. Ils ne manquent pas en effet d'en faire usage à propos des plus légères indispositions ; dans plus d'un endroit même, ces eaux entrent pour une certaine part dans les usages domestiques, et enfin il peut arriver, comme il était arrivé jusqu'ici à Vichy, que la plupart des eaux potables se trouvent mélangées en certaine proportion avec les principes dominants des eaux thermales ; ici les carbonates de soude, ailleurs des sels de magnésie ou du fer.

Il est donc vraisemblable qu'une partie de l'indifférence avec laquelle les malades dont nous parlons subissent l'action du traitement thermal, est due à l'usage trop fréquent ou trop habituel de l'eau minérale elle-même ou de quelques-uns de ses principes constituants. Mais il n'est pas permis de douter non plus que ces mêmes malades ne se trouvent privés d'une notable partie de l'action médicatrice des eaux minérales, parce que l'usage de ces dernières n'est accompagné pour eux d'aucun de ces changements qui complètent, pour les autres, ce qu'on doit entendre par le traitement thermal.

Dans quel sens donc pouvons-nous comprendre que l'ensemble des circonstances dont se composent les conditions hygiéniques afférentes au traitement thermal modifient l'organisme des malades auprès des sources minérales ? Nous ne pouvons traiter une pareille matière sans toucher à une question dont nous n'avons pas recherché ici l'élévation, peut-être disproportionnée à cette simple étude ; mais il ne nous appartient pas d'éluder un sujet qui ne peut s'en séparer.

La puissance médicatrice de la nature est un de ces grands faits dont les témoignages et dont la nécessité se montrent à nous avec une abondance et avec une clarté, qui permettent de leur attribuer la valeur d'axiomes et semblent en rendre superflue toute démonstration. Comment se fait-il cependant que ce soit là le terrain où les écoles modernes aient le plus de peine à s'entendre ? qu'ici, placé au sommet de la doctrine, cet axiome se cache ailleurs dans une sorte de silence honteux, et qu'un professeur de la Faculté de Paris ait osé récemment traiter comme une rêverie ou une puérilité, la croyance en la nature médicatrice ? N'est-ce pas là tout simplement le fruit d'un malentendu, et la confusion n'est-elle pas plutôt dans le langage et dans la manière de philosopher, que dans le fond des choses ? On comprend en effet que lorsque l'on parle de l'autocratie de la nature, d'une nature intelligente, et qu'on s'engage dans une analyse tout arbitraire de faits de pur dynamisme, il y ait des esprits qui se révoltent et traitent de fable ce

11.

qui n'est qu'une complaisance ou une inexactitude de langage.

Mais ce qu'on entend par nature médicatrice, c'est cette loi d'après laquelle les êtres organisés possèdent la propriété de réagir contre les causes de destruction qui les menacent, et de rép rer les altérations qu'ils ont subies de la part des agents extérieurs propres à les atteindre. Nous ne pouvons même définir par une autre formule, aux expressions près, le fait de l'organisation, et nous ne pouvons mieux exprimer la distance qui sépare les êtres organisés des corps inorganiques. La physiologie cherche à pénétrer le plus avant possible dans l'étude de cette propriété, mais elle ne peut aller loin sans s'arrêter vis-à-vis de forces qu'elle est obligée de supposer, mais qu'elle est impuissante à analyser comme à définir.

Cette propriété de la matière organisée ne saurait l'abandonner dans la maladie, car elle lui est inhérente, et quand elle s'en sépare, la matière n'est plus organisée, elle est morte. C'est aux manifestations de cette propriété que l'on a donné le nom de nature médicatrice ; et s'il est des esprits que ce mot offusque, il n'en est pas du moins qui se refusent à la notion qu'il exprime, car ce serait nier la vie, et il est un point où le sophisme n'est plus qu'un jeu indigne d'arrêter une pensée sérieuse. C'est encore dans ce sens que l'on a appelé la maladie, dont les diverses évolutions semblaient la manifestation vivante de cette réaction naturelle et nécessaire de l'organisme, une *fonction*. Mais laissons là ces dogmatisations qui ouvrent un large champ à la scolastique, et représentons simplement que si l'autocratie de la nature, comme on a dit, se trouvait exclusivement dans les mains du médecin, c'est-à-dire sans doute du bon médecin, c'est-à-dire du médecin qui ne se trompe pas et qui oppose toujours à la maladie le meilleur remède possible, la terre serait dépeuplée depuis longtemps.

Considérez en effet les longs âges et les populations innombrables qui n'ont connu d'autre médecine que des traditions informes et grossières, où de pures pratiques extérieures tenaient plus de place qu'une médication quelconque et effective; considérez aujourd'hui, au sein des pays les plus civilisés, combien d'individus, dans les campagnes surtout, se refusent, par ignorance ou par misère, ou par système, à l'intervention de la médecine, combien sont exposés aux erreurs, condamnables ou non, de la médecine, par suite de l'obscurité du diagnostic, de l'incertitude des actions thérapeutiques, etc., et vous devrez convenir que, quelles que soient les ressources de la science, celle-ci trouverait aussi bien des exemples à puiser dans cette nature médicatrice qu'elle est appelée à soutenir dans ses efforts, mais sans l'appui de laquelle sans doute les siens propres demeureraient superflus.

En effet, si la nature, ou pour mieux dire, si l'organisme peut souvent se passer de la médecine, souvent aussi il réclame son aide, et, suivant de vieilles définitions, le médecin a pour mission première de lui apporter son assistance, d'en épier la direction et de la suivre dans ce sens, et l'habile médecin est celui qui se garde autant de lui imposer un concours indiscret, que de lui refuser son intervention alors et au degré qu'il lui devient nécessaire.

La médecine possède deux sortes de moyens pour conspirer avec l'organisme au rétablissement de la santé : les uns consistent dans l'emploi de médicaments ou de procédés thérapeutiques, les autres dans des pratiques purement hygiéniques, et ces divers ordres de moyens peuvent, suivant les circonstances, être usités séparément ou combinés

ensemble, car l'hygiène peut aussi bien qu'une médication,
et quelquefois à un bien plus haut degré, entraîner dans un
organisme altéré des modifications salutaires, c'est-à-dire
une impulsion vers le retour aux conditions normales.

C'est surtout dans les maladies chroniques, celles que
nous avons en vue exclusivement ici, à l'aide des moyens
lents, graduels, mais continus et persistants dont elle dispose, qu'elle doit contribuer à remplir les vues que nous
venons d'exposer.

Si l'on veut, en effet, que l'organisme subisse ces changements profonds et successifs qui peuvent seuls le ramener de l'état morbide à l'état normal, il faut d'abord qu'il se
trouve environné des conditions le plus en rapport avec le
jeu régulier de ses organes, avec l'accomplissement parfait
de ses fonctions. Or, quels moyens apparaissent propres à
le faire entrer et à le maintenir dans cette voie nécessaire,
si ce n'est ceux que nous pouvons puiser dans l'usage bien
dirigé des agents qui constituent *la matière de l'hygiène*,
atmosphère, aliments, exercice ?

Il est difficile, dans l'étiologie et dans la pathogénie si
obscures et certainement si complexes de la plupart des maladies chroniques, de ne pas faire jouer un rôle considérable
à ces éléments essentiels de la vie physique, sans parler de
ceux, non moins réels, mais plus difficiles à saisir, de la vie
intellectuelle ou affective. De là ressort l'indication presque
constante de chercher à changer les conditions au milieu
desquelles ces maladies se seront développées.

Ou ces conditions étaient par elles-mêmes nuisibles, et
ont pris une part quelconque à la constitution de la maladie, et alors il est évident que leur éloignement est indispensable à la guérison, ou elles étaient indifférentes ; mais
impropres alors à solliciter de la part de l'organisme les ef-

forts, salutaires exigés pour son retour à la santé, il y aura tout à gagner à en changer la modalité.

Nous ne pouvons nier que, sur ce terrain, l'imagination ne risque de s'égarer dans des hypothèses trop faciles à plier sous tel ou tel ordre d'idées préconçues et incertaines. Mais nous pouvons affirmer aussi qu'en s'imposant de ne procéder que d'après des données absolues et manifestes, on se condamne, en pareille matière, à la stérilité qui frappe si souvent les efforts les plus sincères de la médecine. C'est l'hypothèse, mais éclairée par les données indirectes que la physiologie, la chimie, l'anatomie pathologique, l'expérience enfin, nous mettent à même de recueillir, c'est l'hypothèse qui nous permet de suppléer d'une manière féconde et bienfaisante à tout ce que nous ignorons encore pour procéder avec certitude.

Ne savons-nous pas, en effet, sans pouvoir en analyser autrement les raisons, qu'un des moyens les plus sûrs que nous possédions d'enrayer la diathèse scrofuleuse ou la diathèse tuberculeuse, c'est de changer le milieu dans lequel ces diathèses ont trouvé des conditions propices à leur développement ? Les scrofules n'apparaissent pas toujours dans des séjours privés d'air et de lumière; la phthisie ne se montre pas seulement au milieu de ces circonstances débilitantes qui constituent des chances si considérables à son développement. Et si le séjour au bord de la mer ou parmi des émanations déterminées, que nos sens du reste nous décèlent plus subtilement que la chimie, semble, dans quelques circonstances, expliquer les effets dont nous parlons, n'est-il pas vrai que le simple changement de localité est une condition capitale et que nous recherchons avant toute autre ?

Or, ce que personne ne songe à contester à propos de ces

diathèses, si communes et si funestes, doit être vrai de la
généralité des maladies chroniques, dont l'origine, pour être
écrite en caractères moins saillants, n'en est pas moins puisée, pour une grande part au moins, dans la constitution,
originelle et surtout acquise, de l'organisme. Ici, nous n'entendons pas parler de ces maladies organiques, expression
ineffaçable des changements auxquels nous faisons allusion.
C'est précisément par la négligence ou l'oubli des principes
que nous invoquons, que la plupart d'entre elles sont par-
venues à se développer sur le terrain où on les a laissées se
greffer et grandir. Quelquefois, sans doute, dans cette lutte
où nous étudions les ressources dont la nature nous a permis de disposer pour les mettre en retour à son service, la
tendance morbide possède une suprématie devant laquelle
tout effort doit fatalement céder; mais étudiez avec quelque
sollicitude, non pas à l'hôpital et à l'amphithéâtre, mais sur
le terrain plus vaste et plus fécond de la pratique commune,
ces exemples sans nombre de maladies chroniques de la poitrine et de l'abdomen, dont les différents degrés offrent à
votre observation les phases successives, et tantôt nécessaires, tantôt seulement possibles, de leur évolution; vous
reconnaîtrez alors la part respective que les seules forces de
l'organisme, spontanément agissantes ou sollicitées par l'art,
que le jeu des modificateurs hygiéniques, que la thérapeutique proprement dite, peuvent prendre dans leur développement, dans leurs vicissitudes ou dans leur issue.

C'est ainsi que nous comprenons la grande place qu'il faut
faire, et dans notre esprit et dans notre direction pratique,
aux conditions purement hygiéniques que les malades rencontrent aux eaux minérales. Doublée elle-même par la médication effective que l'on vient y pratiquer, leur influence
vient s'adjoindre à celle de la médication et la compléter.

Combien souvent, dans ces maladies que l'imperfection de nos moyens d'analyse nous force d'appeler fonctionnelles, combien souvent n'avons-nous pas vu des malades auxquels un simple séjour à la campagne avait rendu maintes fois une apparence de santé aussi complète que celle qu'ils pouvaient rapporter des eaux, mais que la cessation de ces conditions meilleures venait chaque fois effacer au retour ! Ils ne gagnaient d'abord en apparence rien de plus par le traitement thermal; mais ils s'apercevaient ensuite que les bienfaits obtenus de la double médication, hygiénique et thermale, au lieu de s'évanouir, demeuraient formels et persistants cette fois, au moins dans une certaine mesure. Et nous n'hésiterons pas à ajouter que si ces mêmes sources alcalines ou autres avaient coulé au centre de Paris, ou n'importe où, mais à la porte même de ces malades qui étaient venus les chercher au loin, une grande partie de ces effets combinés eussent été perdus pour eux.

Entrons dans quelques applications particulières.

Les conditions atmosphériques, l'exercice et la distraction, tels sont les trois éléments, pris dans le sens hygiénique, que les malades ont à rencontrer aux eaux minérales. Nous ne parlons pas de la diététique, parce que celle-ci est généralement indépendante des conditions de localité. Si l'on va quelquefois faire, dans des localités spéciales, ce qu'on a appelé des cures de raisin, de lait, de petit lait, c'est surtout dans un but thérapeutique. Ce que nous pourrions dire, du reste, des rapports des localités avec l'alimentation, serait étranger à notre sujet.

L'atmosphère, l'exercice, la distraction, ne sauraient être partout précisément les mêmes; mais c'est surtout au point de vue des conditions atmosphériques qu'il importe de distinguer entre les localités.

Le climat, la température, la direction des vents, doivent sans doute être pris en grande considération ; mais la composition de l'air offre un intérêt tout particulier. C'est ainsi que la présence de forêts résineuses offre aux affections tuberculeuses ou catarrhales de la poitrine une médication toute spéciale, que le voisinage de la mer fournit aux scrofuleux une atmosphère particulièrement salutaire. Ces diverses classes de malades ne sont pas celles que doivent attirer les eaux de Vichy. Ce que l'on trouve ici, c'est l'air pur de la campagne, avec des conditions moyennes de température et de climat. Abritée par les collines qui l'environnent, assez élevées pour rompre la violence des vents, pas assez pour s'opposer à la libre circulation de l'air, balayée d'ailleurs par une large rivière, la vallée de l'Allier offre toutes les conditions de salubrité que l'on peut aller chercher à la campagne.

Il est difficile de se refuser à croire que l'atmosphère de la ville même ne renferme pas une proportion d'acide carbonique supérieure à la proportion moyenne de l'air atmosphérique ; d'autant que ce gaz, exhalé de sources nombreuses, en une prodigieuse proportion, que M. Bouquet évalue à 3,123 kilog. par jour, ou 1,139,895 kil. par an, contenant 310,880 kil. de carbone, tend par son propre poids à se rapprocher du sol plutôt qu'à s'épandre dans l'air. L'atmosphère de Vichy ne pourrait qu'y emprunter certaines qualités stimulantes, salutaires peut-être à la plupart des malades qui s'y trouvent, mais sans doute moins salutaires à ceux atteints d'affections pulmonaires, peut-être de maladies du cœur, et qui pourraient bien expliquer une remarque faite par nous depuis longtemps, que le séjour de Vichy n'est généralement pas favorable aux asthmatiques. Cependant, l'analyse chimique, si souvent muette au sujet des modifications dans la composition de l'air atmosphérique, n'a pas permis de reconnaître encore cette prédominance supposée de l'acide carbonique. Je ne puis m'empêcher de faire une remarque à ce sujet.

Il est deux corps, ou deux milieux, l'air atmosphérique et le sang, qui sont incessamment occupés à charrier un nombre infini de matières diverses, lesquelles n'ont pas d'autre chemin à parcourir pour obéir aux phénomènes de transmission et de migration qui sont l'essence de l'organisation d'une part, et de la matière en mouvement de l'autre. L'un et l'autre offrent une composition complexe parfaitement définie, et dont l'expression répond aux résultats analytiques les plus constants et les plus certains. Eh bien! dans l'un et dans l'autre, dans l'air comme dans le sang, il est presque toujours impossible de découvrir la moindre trace des mélanges qui doivent incessamment s'y opérer, et des matériaux innombrables qui ne sauraient manquer d'y pénétrer sans interruption.

Nous possédons un moyen de développer l'usage de la constitution atmosphérique où nous sommes plongés, et de multiplier l'activité de l'organisme, c'est l'exercice. Nous n'avons jamais pu relire sans admiration les considérations que Liebig a développées au sujet de l'influence de l'exercice sur les phénomènes chimiques qui se passent au sein de nos tissus. La chimie organique n'aurait encore inspiré que ces belles pages, qu'il faudrait la proclamer la science de l'avenir, pour la physiologie, comme elle est, pour l'industrie, la féconde rivale de la vapeur et de l'électricité.

L'exercice, pris dans le sens hygiénique, a une acception très-large. Pour un homme de cabinet, pour une femme rêveuse ou indolente, le simple séjour aux eaux minérales entraîne un exercice considérable. La nécessité même du trai-

tement, l'obligation, un peu superstitieuse, mais certainement salutaire, de se promener en buvant les eaux, le lever
matinal, cela seul constitue déjà une dérogation importante
aux habitudes de la vie. Mais nous ne saurions trop insister
sur la convenance de développer, autour des établissements
thermaux, tous les moyens de faciliter l'exercice et d'y entraîner par le plaisir et par l'exemple. Un des grands avan-
tages des eaux situées dans les montagnes, c'est de solici-
ter par la beauté des sites, par le charme et l'imprévu des
promenades, par l'entraînante séduction des courses à cheval, des habitudes d'une haute portée sous le rapport hygiénique et thérapeutique.

Vichy, bien qu'offrant un nombre suffisant de buts de
promenades agréables et diversifiées, ne présente sous ce
rapport rien de semblable à Cauterets, Bagnères-de-Luchon,
Baden-Baden. Mais nous ne saurions trop conseiller d'y
populariser l'exercice du cheval : monter à cheval, c'est
faire de la gymnastique, et une gymnastique plus amusante
et non moins salutaire que le tremplain. Jusqu'ici on y a à
peu près exclusivement vécu sur des ânes, montures dont les
allures habituelles se prêtent volontiers au service des personnes malades et débiles, mais dont les caprices, difficiles
à utiliser au point de vue médical, ne sont guère qu'à l'u-
sage des gens bien portants.

Que dirons-nous des distractions à Vichy? Traiter ce sujet
à part, serait nous exposer à nous traîner dans des lieux
communs, ou à entrer dans des détails peu sérieux. La distraction est d'ailleurs une chose tout individuelle : chacun
la désire et la ressent à sa guise. La ligne a pour le pêcheur
autant d'attrait qu'une symphonie pour un musicien.

Là où se réunit une société polie et cultivée, il faut que
les occupations de l'esprit et des sens, il faut que les habi-

tudes du monde, que les arts et leurs attraits tiennent une place. Sans doute, quand ces justes et nobles distractions dépassent la mesure et entraînent un certain désordre d'habitudes ou d'imagination, c'est un tort. Nous n'avons jamais compris qu'un établissement thermal se convertît en un temple du plaisir. Les mœurs qui y règnent doivent avoir un côté sérieux qui, tout en laissant aux individualités le loisir de se livrer à leurs ébats, imprime à l'ensemble de la population comme un reflet de l'objet qui la rassemble.

C'est dans ce sens que nous comprenons le développement des distractions. Bien entendues, elles arriveront à faire partie intégrante de la thérapeutique, car l'organisme humain, semblable à ces corps sonores dont le moindre contact ébranle au même instant toutes les molécules, ressent inévitablement, dans toutes ses parties, chacune des impressions, bonnes ou mauvaises, qu'il vient à recevoir.

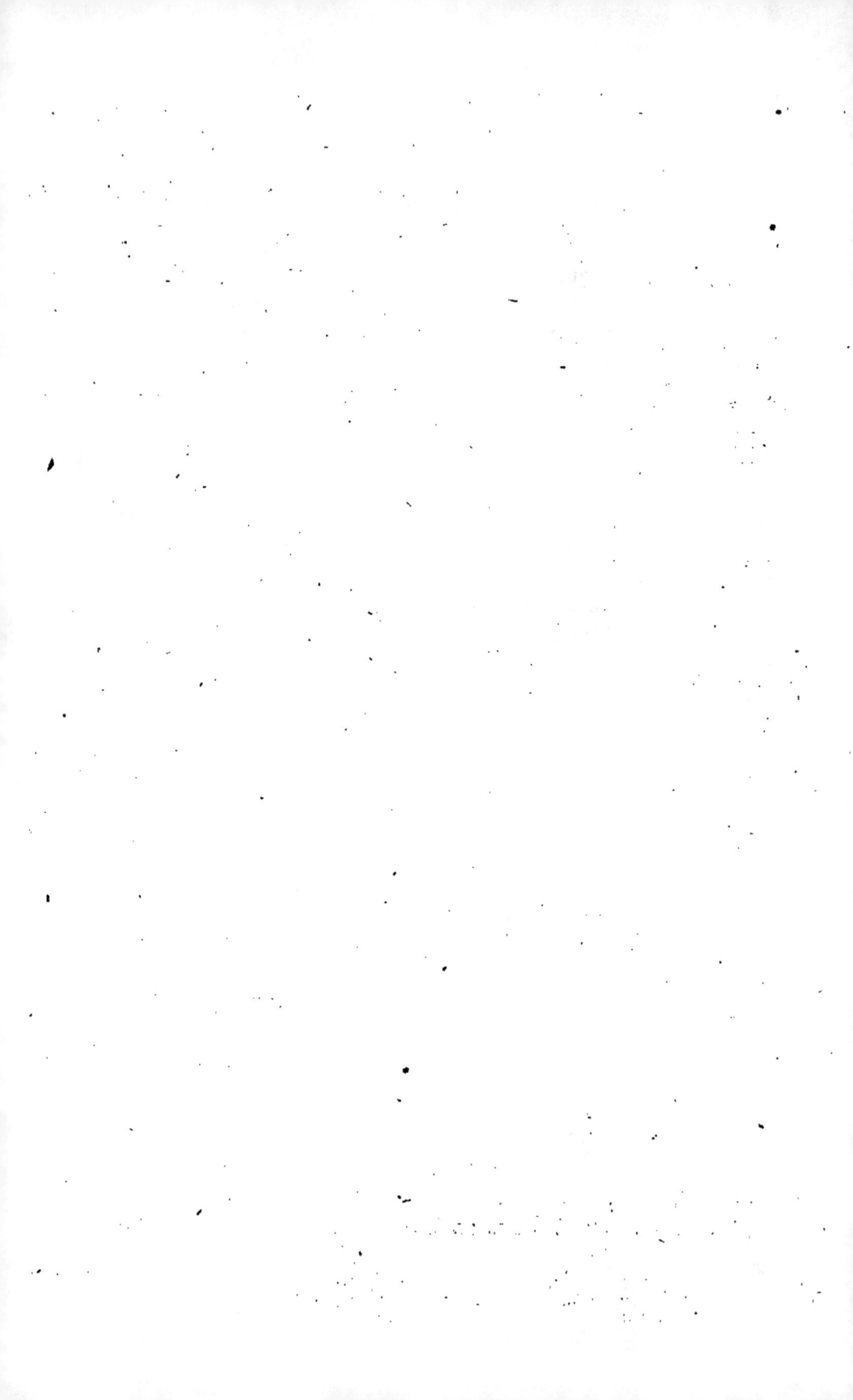

LETTRE XVII

DE LA SAISON THERMALE.

Que faut-il entendre par saison thermale ? — Vieux langage ; vieilles
idées. — De la saison qui convient le mieux pour un traitement
thermal. — Durée du traitement.

Il ne s'est pas créé seulement des idées toutes particulières à l'usage de la médecine thermale : on a encore inventé à son sujet un vocabulaire à part et qui réclame
une traduction pour être compris. Qu'est-ce qu'une *saison
thermale*? On entend quelquefois par là l'époque à laquelle
on a restreint arbitrairement l'usage des eaux ; mais surtout
on emploie ce mot dans le sens de traitement. On dit : il
faut faire une, deux saisons, une demi-saison ; ou bien :
j'ai fait une bonne saison, comme peuvent s'exprimer les
industriels qui sont venus exploiter, à une station thermale, les besoins et les caprices du public.

Dans quelque sens que l'on prenne le mot de saison,
il nous semble qu'il y aurait tout avantage à le rayer, nous
ne dirons pas du langage thermal, car il ne doit pas y
avoir de langage thermal plus que d'idées thermales, mais

des habitudes thermales, et à lui rendre sa signification
vulgaire. Employer ce mot dans le sens de la saison où il
faut prendre les eaux, c'est préjuger ce que nous croyons
au moins douteux, qu'il y ait une relation formelle entre
l'usage des eaux minérales et une saison quelconque. Quant
à dire : faire une saison, une longue saison, on remarquera
simplement que ce n'est pas français, et que le mot *traitement* ou le mot *cure*, usité par les Allemands, serait
beaucoup plus convenable et plus facile à comprendre.

Cependant, réunissant ici tout ce que, à tort ou à raison,
on a rattaché à la saison thermale, nous passerons en revue les questions suivantes :

Ne convient-il de faire usage des eaux que pendant une
saison particulière ? Quelle est la saison où il convient le
mieux de faire usage des eaux de Vichy? Quelle doit-être
la durée du traitement ?

C'est une croyance généralement répandue, que les
eaux minérales ne doivent être prises qu'à des époques déterminées, généralement assez restreintes et à propos desquelles on confond avec trop de complaisance l'usage médical des eaux avec les convenances administratives des
établissements, ou bien encore avec le cortège de distractions et de plaisirs, qui, dans beaucoup de localités thermales, fait partie intégrante de la question hygiénique et
thérapeutique.

Au point de vue de l'action thérapeutique des eaux considérée en elle-même, il est bien clair que la saison qu'il
fait ne saurait changer en aucune façon la manière dont
elle s'exerce. Quelque idée que l'on se fasse de l'action
intime et moléculaire des eaux, on ne saurait admettre
raisonnablement que cette action change suivant la saison
et se trouve soumise elle-même aux influences atmosphé-

riques. Nous ne connaissons aucune médication qui se
trouve dans un pareil cas, et d'ailleurs il n'est pas une
eau minérale dont on ne fasse usage utilement, loin des
sources, à quelque époque de l'année que ce soit.

Mais il est certaines circonstances relatives au mode
d'administration des eaux minérales, qui ne sont pas aussi
indépendantes de la saison. Ainsi il est clair qu'une saison
froide est une circonstance peu favorable à l'usage journa-
lier des bains et des douches. Mais encore ceci s'applique-
t-il davantage aux conditions d'aménagement des localités
thermales qu'à la nature du traitement lui-même. Il est
certain en effet que les eaux de Vichy pourraient être
aussi bien prises, de la manière la plus complète possible,
l'hiver que l'été, en s'astreignant aux précautions exigées
par la température. Que la forme du traitement dût être
modifiée par suite de cette dernière, ceci n'est pas une
question. Et d'ailleurs nous sommes souvent obligés d'en
faire autant à l'époque en apparence la plus favorable, par
suite des vicissitudes de la saison, des chaleurs extrêmes, etc. Il est vrai encore qu'il est un certain nombre de
stations thermales que la rigueur de la température ne
permettrait pas de songer à aborder l'hiver; il en est même
dans les Pyrénées et dans les montagnes de l'Auvergne,
que leurs habitants abandonnent durant plusieurs mois
de l'année. Il est bien clair que ce n'est pas de ces eaux-
là que nous parlons.

Ce qu'il importe de savoir, c'est que si les médications
thermales ne sont point usitées pendant l'hiver, cela tient
à des circonstances étrangères à leur action thérapeutique
elle-même, et que les conditions de saison ou de température doivent seulement entraîner de simples modifications dans leur mode d'aministration et un certain ordre
de précautions.

Tout cela ne signifie pas qu'il ne faille point avoir égard
à la saison, lorsqu'on doit suivre un traitement thermal.
D'abord il y a une série d'affections, celles de l'appareil
respiratoire, qui ne s'accommoderaient pas aisément d'un
déplacement et d'une vie en plein air, pendant un temps
froid. Ensuite, et c'est là ce qui justifie le mieux les limites restreintes pendant lesquelles les établissements thermaux sont hantés, la plupart des maladies qui réclament
les eaux minérales ont une marche lente et une longue
durée qui n'assignent pas précisément un caractère d'ur-
gence à leur traitement, et qui permettent de choisir
l'époque la plus opportune. La question ainsi posée, il
n'y a pas de doute qu'il est préférable d'aller prendre les
eaux pendant la belle saison; mais il est évident aussi que
les limites sacramentelles dans lesquelles se renferme habituellement la saison destinée à leur usage, n'ont point
de raison d'être.

A Vichy, l'Etablissement thermal est ouvert toute
l'année. La saison officielle n'existe cependant que du
1er mai au 15 octobre. Le malade peut donc toujours venir
avec toute assurance pour y suivre un traitement thermal.
Cette prolongation de la saison est une des heureuses
innovations dues à la Compagnie fermière. Autrefois, et
jusqu'en 1859, l'usage des eaux était, il est vrai, toujours
permis, et il n'était pas impossible de prendre des bains
même chez soi; mais cela n'était pas organisé; aujourd'hui
grâce à certaines dispositions, les galeries de l'Etablissement consacrées au service d'hiver, sont chauffées par la
vapeur des sources; une pompe spéciale amène l'eau minérale dans chaque baignoire, et les douches sont administrées au moyen d'un système ingénieux de propulsion.
En résumé, c'est un service installé. Cette mesure, que

nous avions fait entrevoir comme possible et surtout désirable
dans la première édition de ces Lettres, a été heureusement
appliquée ; et, sans vouloir espérer, comme quelques-uns,
une saison d'hiver, qui entraine avec elle autre chose que
des bains, des douches et de l'eau bue aux sources, nous
pensons que l'heureuse idée d'étendre au-delà de ses limites habituelles, et de commencer plus tôt ce qu'on appelle la saison thermale, est une excellente mesure devant
provoquer chez les médecins de certaines et utiles applications ; ce sera surtout utile aux étrangers qui, de plus
en plus, viennent chaque année passer quelques mois en
France, et pourront profiter de leur séjour, quelle qu'en soit
l'époque, pour venir chercher un soulagement à leurs
douleurs.

Jusqu'ici, Vichy n'avait été peuplé de malades qu'en
mai, juin, juillet et août, surtout pendant le mois de juillet ; or, c'est précisément l'opposé de ce qui devait être,
et maintenant, jusqu'au milieu d'octobre, de nombreux
malades fréquentent l'Etablissement thermal ; les concerts,
les représentations se prolongent jusqu'à cette époque,
et forment de Vichy une station thermale qui n'a rien à
envier à aucune autre.

Lucas, le médecin inspecteur qui a précédé Prunelle,
et sous la direction duquel Vichy a réellement acquis la
réputation qui en fait aujourd'hui, grâce au développement
qu'il a reçu depuis quelques années, le premier établissement thermal de l'Europe, avait institué à Vichy, pour
nous servir du langage de convention, deux saisons. La
première durait pendant les mois de mai et de juin ; mais
l'établissement thermal était fermé pendant le mois de juillet, pour s'ouvrir de nouveau au mois d'août. Lucas avait
remarqué, comme nous pouvons le faire tous les ans,

12

que si les temps froids ne sont pas précisément une condition favorable au traitement thermal, les grandes chaleurs
n'en constituent pas une meilleure. Alors, et surtout par
les temps d'orage, la surexcitation du système nerveux, la
disposition aux congestions actives, rendent les eaux plus
difficiles à tolérer. leur action excitante se développe, les
diarrhées se multiplient, il faut en surveiller l'emploi avec
beaucoup de circonspection, souvent même les suspendre.

Il y a trente ans, le nombre des malades qui fréquen-
taient les localités thermales était beaucoup moindre qu'aujourd'hui (1). Le médecin-inspecteur s'y trouvait souverain
maître pour tout ce qui concerne l'hygiène et la thérapeutique. Aujourd'hui, la foule qui encombre nos eaux ne
permettrait plus de clore nos établissements pendant la
belle saison, et les médecins-inspecteurs, à tort ou à
raison, ont été dépouillés de toute initiative administrative.
Les temps sont bien changés. Notre pensée n'est assurément pas de demander que l'établissement de Vichy soit
fermé pendant le mois de juillet. Mais nous voudrions
que l'on arrivât à comprendre que le choix de cette époque
de l'année est tout simplement une affaire d'habitude et de
mode, et qu'il était infiniment préférable de prendre les
eaux par une température modérée, que pendant les
ardeurs de la canicule.

(1) Voici quel a été l'accroissement du nombre des étrangers venus
à Vichy depuis 1853.

1853	— 6,653	1860	— 12,690
1854	— 7,802	1861	— 16,044
1855	— 8,882	1862	— 17,401
1856	— 9,626	1863	— 19,625
1857	— 10,884	1864	— 20,673
1858	— 11,912	1865	— 19,092
1859	— 12,909		

Les deux époques les plus convenables pour suivre dans les meilleures conditions possibles le traitement de Vichy, c'est depuis le 1ᵉʳ mai jusqu'à la fin de juin, et depuis le 15 août jusqu'aux premiers jours d'octobre, ou tant que les pluies d'automne n'ont pas commencé; et comme le mois de mai est habituellement pluvieux, le meilleur temps pour venir à Vichy se trouve certainement du 15 août au mois d'octobre. L'automne est, en France, la plus belle saison de l'année, la plus égale, la plus propice a une médication de ce genre. Il est vrai que beaucoup de personnes ne se trouvent bien autour des sources minérales que, comme dans un salon, lorsqu'il y a cohue et qu'on ne peut plus se retourner. Le traitement en souffre et comme un établissement thermal n'est pas élastique, l'encombrement rend difficile et insuffisant le service des bains et des douches, quelque bien organisé qu'il puisse être. N'importe, il y avait foule, les eaux n'ont pu manquer de faire grand bien. Mais il est inutile d'insister sur ces considérations qui deviennent extra-médicales Nous n'avons pas besoin non plus de nous arrêter sur la question de la salubrité de Vichy, dans l'automne. Nous avons dit ailleurs ce qu'il fallait penser des fièvres du mois de septembre, dont on a fait un épouvantail pour la généralité des malades et des médecins.

La nature de la maladie ou de la constitution du malade doit encore être prise en considération, dans le choix de la saison que l'on préférera pour l'application du traitement thermal. Les maladies de foi éviteront particulièrement la saison la plus chaude, que les individus très-affaiblis et les constitutions lymphatiques devront rechercher au contraire. On préférera pour un individu pléthorique, ou sujet aux congestions actives, une température peu élevée, tandis qu'un rhumatisant se trouvera mieux dans des conditions opposées.

Un des points les plus importants dans la direction du traitement thermal est relatif à la durée qu'il faut assigner au traitement; mais c'est celui dont on s'est préoccupé le moins jusqu'ici, ou plutôt c'est celui à propos duquel le plus d'absurdités thermales sont commises.

Dans toutes les médications, même les plus innocentes, s'agit-il de sucs d'herbes ou de prises de rhubarbe, la dose en est mesurée avec soin, d'après les circonstances, et le médecin est appelé à en décider. En médecine thermale, il en est autrement. Dans chaque établissement, la saison doit avoir une durée déterminée d'avance, en général de vingt et un jours; il en est du moins ainsi à Vichy. Qui a inventé cela? Cette institution remonte dans la nuit des temps. Nous permettrons-nous de reprocher à nos prédécesseurs de s'y être docilement assujettis? Que vous soyez légèrement indisposé ou gravement atteint, cela n'y fait rien, la saison est de vingt et un jours. La première action des malades, à leur arrivée à Vichy, était autrefois de retenir leur place pour le jour du départ, (il n'y avait pas encore de chemin de fer), c'est-à-dire le vingt et unième jour au soir ou le vingt-deuxième; ils allaient ensuite consulter un médecin. Si l'on voulait les retenir davantage, ils jetaient les hauts cris. Si l'on voulait abréger leur traitement, la plupart ne pouvant s'en aller avant le vingt et unième jour, continuaient leurs bains pour employer le temps. C'est par bains, en effet que se comptent les jours du traitement, et les femmes ne manquent pas d'ajouter au nombre de jours obligé celui qu'il leur aura fallu soustraire aux bains quotidiens.

Cependant toutes les saisons ne sont pas de vingt et un jours. Quand on se croit très-malade, on s'ordonne deux saisons, c'est-à-dire quarante-deux jours, et lorsqu'un malade entend faire ses deux saisons, il faut habituellement

que le médecin en passe par là. Le malade, aux eaux minérales, est essentiellement volontaire. D'ailleurs, deux jours
de table d'hôte l'ont mis parfaitement au courant de ce
qu'il a besoin de savoir pour se soigner d'autorité. Le
médecin, qu'on a appelé ailleurs *ministrans naturæ*, belle et
noble servitude, n'est plus là que l'humble valet de la
malade, de ses vieilles habitudes, de ses petites manies, de
ses routines séculaires, et de la saison. *Tu l'as voulu,
Georges Dandin!*

Malgré le vieux dicton suivant lequel tout ce qui existe a
sa raison d'être, malgré le respect que nous portons naturellement aux habitudes d'autrefois, et que nous devons
surtout aux prescriptions et même aux tolérances de nos
anciens, nous espérons bien voir tout cela changer autour
de nous, et, entre autres choses, la saison de vingt et un
jours, laquelle est une chose aussi déraisonnable que l'expression en est incorrecte. Les malades qui viennent à
Vichy auraient tous la même maladie, qu'une durée uniforme de traitement serait contraire à toutes les règles de
la pratique, chacun devant se trouver impressionné à sa
manière par un traitement identique, et les conditions individuelles de tolérance variant pour chaque malade. Mais
à plus forte raison une telle idée est-elle insoutenable quand
il s'agit d'appliquer les eaux à tant d'états divers et même
opposés.

Tout cela rentre dans ce vieux système d'administration
des eaux minérales, dans lequel le médecin ne se trouvait
annexé à l'établissement thermal que comme un ornement
inutile, la formule étant la même pour tous, et la baignoire
où chacun vient se plonger à son tour un symbole unitaire,
auquel l'art et la science n'avaient rien à voir. Aujourd'hui
on commence à comprendre que la médecine, aux établis-

sements minéraux, a besoin d'être faite comme partout ailleurs, et les eaux administrées suivant les mêmes règles que tous les autres médicaments : encore ici l'attention et la sagacité du médecin ont d'autant plus à s'exercer, qu'il adresse une médication plus efficace à des conditions morbides plus difficiles à déraciner.

La durée du traitement thermal à Vichy doit être soumise, comme la dose des eaux, à l'appréciation de toutes sortes de conditions dépendantes de la nature, de la durée de la maladie, de l'impressionnabilité du malade au médicament, de la saison, etc. Il est rare qu'elle doive être moindre de quinze jours ; elle doit se continuer en général de vingt à trente jours : mais il peut être utile de la prolonger de un à deux mois ou même davantage.

Une des choses encore qui empêchent la bonne direction d'un traitement à Vichy, c'est la nécessité de le presser, de ne point perdre de temps, d'utiliser tous les jours (1). Il n'en pourra malheureusement jamais être autrement. Si nous trouvons ridicule que les malades fixent eux-mêmes la durée de leur traitement, nous savons bien que la plupart sont dans l'impossibilité d'y consacrer un temps fort long, et cet éloignement de la vie habituelle, des affaires, quelquefois de la famille, qui est un des éléments précieux du traitement thermal, y deviendrait au contraire un sérieux

(1) Nous ne saurions trop blâmer l'habitude, en quelque sorte le parti pris, de ne venir à Vichy que vers le 1er ou le 15 juillet, en raison des fêtes et des distractions que la Compagnie fermière réserve plus généralement pour cette époque. Si on vient à Vichy pour s'amuser, rien de mieux ; mais Vichy est autre chose qu'un endroit de plaisir, et ainsi que nous le disions plus haut, les mois de mai, d'août et de septembre, représentent les époques certainement les plus favorables au traitement.

obstacle, si l'on ne parvenait à le restreindre dans de certaines limites. Cependant il faut savoir que si, dans certains cas, il convient de pousser le traitement avec activité et sans interruption, lorsqu'il s'agit d'exercer certaines modifications profondes et rapides sur l'organisme, dans le plus grand nombre de cas, au contraire, il y aurait bénéfice à procéder lentement, par degrés, de manière à pouvoir observer et mesurer à loisir les effets obtenus, de manière à rendre effective une direction qui n'est souvent qu'illusoire.

En résumé, et pour en revenir au véritable sujet de cette lettre, nous croyons qu'on pourrait, à propos d'eaux minérales, restreindre avec avantage la signification du mot *saison* au sens exprimé par le *Dictio naire de l'Académie* : « Le temps propre pour faire quelque chose. » Cette traduction, si elle n'est pas très-élégante, exprime du moins une chose vraie : c'est qu'il y a un temps meilleur que les autres pour suivre avec le plus de fruit possible un traitement thermal. Seulement nous avons fait comprendre que ce temps n'offrait rien d'absolu, et devait surtout être étendu dans des limites beaucoup plus larges que celles où on l'enferme ordinairement.

Quant à l'acception attribuée au mot *saison*, dans le sens de traitement, elle est également contraire à la langue et à la raison. Pourquoi ne pas s'en tenir au mot *cure,* qui ne signifie pas *guérison,* comme le croient beaucoup de personnes, mais : « *traitement,* pansement de quelque maladie ou blessure. » *(Dictionnaire de l'Académie).*

LETTRE XVIII.

DE L'USAGE DES EAUX DE VICHY TRANSPORTÉES.

Les eaux minérales transportées ne peuvent suppléer au traitement thermal. — Mais elles constituent un médicament effectif. — Altérations que subissent les eaux de Vichy transportées. — Propriétés qu'elles conservent. — Usage des eaux de Vichy transportées. — Choix des sources.

L'usage des eaux minérales seul, loin des sources qui les fournissent, ne saurait jamais remplacer un traitement thermal, suivi près des sources minérales elles-mêmes. C'est une chose fort complexe qu'un traitement thermal, et les différents modes d'administration des eaux y jouent un rôle très-important, en dehors des qualités essentielles de l'eau minérale elle-même. En outre, les malades trouvent dans le déplacement et dans le changement de milieu qu'occasionne un voyage vers une de nos stations thermales, des conditions hygiéniques qui, pour la plupart d'entre eux, si ce n'est pour la totalité, prennent une part réelle et importante à la cure.

Cependant, malgré toutes ces considérations qui, bien comprises aujourd'hui, attirent tant de malades aux sources, il ne faut certainement point négliger l'usage des eaux minérales transportées. Elles constituent un médicament effectif qui, pour un certain nombre d'entre elles au moins, peut rendre de très-grands services à la thérapeutique.

Malgré le développement que les eaux minérales transportées ont pris depuis quelques années, leur usage est encore infiniment trop restreint en raison des services qu'elles peuvent rendre, et, si l'on excepte les eaux de Vichy, certaines sources sulfureuses, et quelques eaux purgatives pour lesquelles la préférence est encore souvent donnée, quoique bien à tort, aux eaux artificielles, combien de médecins n'emploient, systématiquement ou non, aucune eau minérale dans leur pratique.

Pour les uns, cette espèce d'abandon provient de notions insuffisantes sur les propriétés des eaux minérales; pour les autres, il dépend de l'idée que les eaux minérales transportées ont perdu toutes leurs vertus. Or, il n'est pas plus exact de réduire ainsi à néant l'utilité des eaux minérales prises loin des sources, qu'il ne le serait de prétendre remplacer un traitement thermal par l'usage des eaux à domicile. Un traitement thermal est une *médication*, une eau minérale transportée est un *médicament*. Telle est l'idée qu'il faut se faire, en thérapeutique, de chacun de ces moyens, en n'oubliant pas que les eaux minérales transportées sont elles-mêmes un médicament inimitable.

Il est un très-grand nombre de circonstances où il faut recourir à l'usage des eaux minérales transportées, et leur demander ce qu'elles ont conservé des propriétés des eaux minérales prises à la source. L'éloignement, les affaires, la dépense ne permettent pas toujours de se rendre aux stations thermales indiquées. Si cela est vrai pour les habitants de la contrée même à laquelle appartiennent ces dernières, combien cela ne doit-il pas s'appliquer aux habitants de régions éloignées, et, pour ne pas sortir du cercle d'application des eaux de Vichy, aux habitants de l'Algérie et des Colonies anglaises et françaises, qui trouveraient dans l'usage de ces eaux la médication la mieux appropriée aux suites des endémies graves et variées qui règnent dans les régions qu'ils habitent.

J'ai eu occasion, dans de précédentes publications, d'insister sur les résultats remarquables que l'on obtient à Vichy, par l'emploi combiné de tous les agents de la médication thermale, dans les maladies des pays chauds. On observe dans les pays chauds, et d'autant plus prononcé qu'on se rapproche davantage des régions intertropicales, un état pathologique particulier, résultant lui-même de déterminations morbides, variées, telles que hépatites, entérites, ou dysenteries, fièvres intermittentes, auquel peut s'appliquer justement la dénomination de *cachexie des pays chauds* et qui trouve à Vichy une médication extrêmement salutaire. L'Algérie, les côtes de l'Afrique occidentale, les Indes Anglaises, nos colonies des Antilles, ont depuis vingt ans envoyé à Vichy une population nombreuse, qui a permis de constater l'influence singulièrement puissante de la médication thermale, dans tous les cas où des altérations organiques irrémédiables ne présentaient pas des obstacles insurmontables à la guérison.

Assurément on ne saurait attendre des eaux de Vichy transportées des résultats aussi complets. Mais il est certain que leur usage, ainsi que celui des bains avec les sels de Vichy, agissent dans le même sens et représentent une des médications les mieux appropriées aux conditions pathologiques que nous venons de signaler.

Nous nous proposons d'étudier, dans cette lettre, l'usage de l'eau de Vichy transportée, moins au point de vue de ses applications thérapeutiques, que sous le rapport du choix du médicament et de la manière de l'administrer; mais avant d'aborder ces divers points, nous devons commencer par exposer les conditions dans lesquelles se trouve l'eau de Vichy transportée, afin que l'on puisse se faire une idée précise de la nature du médicament qu'elle constitue.

L'altération la plus ordinaire que subit l'eau de Vichy, transportée et conservée loin des sources, consiste dans le dégagement de l'acide carbonique et la précipitation des carbonates terreux, et aussi du fer peroxydé, lequel entraîne avec lui une partie du principe arsénical. Ces altérations sont proportionnées aux causes qui ont pu les déterminer, et les principales sont l'exposition prolongée au contact de l'air, le bouchage incomplet des bouteilles, leur conservation dans des magasins soumis à des variations de température; on ne peut, en effet, généralement pas savoir dans quelle mesure l'eau minérale aura pu être soumise à chacun de ces accidents, et, par conséquent, quel est au juste son degré d'altération. Aussi est-il très-important de savoir de quels établissements et de quels dépôts proviennent les eaux dont on fait usage.

A Vichy, l'expédition des eaux est faite avec le plus grand soin par la Compagnie fermière et offre en outre la plus sérieuse des garanties : elle a lieu sous la surveillance spéciale du Commissaire du gouvernement, conformément au cahier des charges de la Compagnie concessionnaire. De plus, et par un soin qu'il serait à souhaiter de voir

prendre ailleurs pour donner au malade et au médecin
une garantie de plus, outre le bouchage mécanique, chaque bouteille est coiffée d'une capsule fixée avec de la
résine portant *le millésime de l'année de son puisement.*

Il ne faut donc pas s'exagérer le degré suivant lequel ces
causes d'altération peuvent agir sur la composition de l'eau
minérale et la modifier après son puisement.

Nous trouvons, dans l'excellent travail de M. Bouquet
sur les eaux de Vichy, des renseignements importants sur
ce sujet (1).

M. Bouquet a toujours constaté une perte d'acide carbonique dans les eaux de Vichy transportées, laquelle
égalait, en général, 10 pour 100 de la quantité totale. L'eau
de la source des *Célestins* et celle d'*Hauterive,* seules, n'en

(1) La consommation des Eaux de Vichy a subi un accroissement
encore supérieur à l'augmentation que nous avons signalée plus haut,
parmi les visiteurs de l'Etablissement thermal. De 350,000 bouteilles
que l'on expédiait en 1853, le chiffre de l'exportation s'est élevé, pour
1865, à 1,983,000 bouteilles. C'est certainement un fait très-remar-
quable que l'introduction dans la thérapeutique, en telle proportion,
d'un agent qu'il y a quelques années encore on n'employait que d'une
manière si restreinte. Il y a là une question autant économique que
médicale et qui mérite de fixer l'attention.

Voici le tableau annuel comparatif de l'expédition des bouteilles
d'Eau de Vichy depuis la mise en ferme des sources de l'Etat :

ANNÉES.	BOUTEILLES.	ANNÉES.	BOUTEILLES.
1853.	380,150	1860	1,058,450
1854.	487,705	1861	1,228,650
1855.	547,900	1862	1,341,690
1856.	658,800	1863	1,544,490
1857.	709,300	1864	1,737,470
1858.	766,500	1865	1,983,000
1859.	968,750		

13

avaient subi qu'une perte insignifiante, tandis que celle de la source *Lucas* en avait perdu 18 pour 100. En somme, malgré la perte éprouvée, il restait non-seulement une quantité d'acide carbonique suffisante pour constituer à l'état de bicarbonates les bases alcalines et terreuses, mais encore de l'acide carbonique libre. Le professeur Frésenius s'est également assuré que l'eau d'Ems, expédiée au dehors en cruchons, renfermait encore 5,29498 grains d'acide carbonique libre par livre d'eau, au lieu, il est vrai, de 10,69509 grains qu'on y trouve à la source même (1).

L'expérience suivante, dans laquelle les conditions d'altération de l'eau ont été poussées le plus loin possible et ne sauraient se reproduire dans la pratique, donne une idée de la manière dont l'eau de Vichy peut s'altérer, et aussi des limites dans lesquelles elle peut résister à la décomposition de ses principes.

Dix litres d'eau de la *Grande-Grille* ont été versés dans de grandes capsules de porcelaine placées, pendant quinze jours, dans une pièce inhabitée dont la température a varié, pendant ce temps, entre 5 et 15°.

Cette eau avait perdu, au bout de ce temps, 53 pour 100 de son acide carbonique, perte à laquelle M. Bouquet attribue, à peu près exclusivement, la formation du précipité insoluble qui fut recueilli. En effet, la presque totalité de la chaux et les trois quarts de la magnésie s'étaient séparés à l'état de carbonates neutres et, avec ces bases, il s'était précipité un tiers de la silice. Une partie de la magnésie, une très-petite quantité de chaux, la totalité des alcalis et de l'acide chlorhydrique, enfin presque tout l'acide sulfurique

(1) Spengler, *Etudes balnéologiques sur les thermes d'Ems*, trad. de M. Kaula, 1855, p. 80.

étaient restés en dissolution; mais la proportion de l'acide carbonique dissous était descendue de 4 gr. 418 à 2 gr. 083, et cette proportion étant de beaucoup inférieure à celle qui est nécessaire pour constituer à l'état de bicarbonates les bases alcalines et terreuses restées en dissolution, une partie des alcalis, potasse et soude, se trouvait dans la liqueur à l'état de carbonates neutres (1). Un bon bouchage des bouteilles pour l'expédition des eaux a donc une importance capitale.

Il est une autre altération qui provient, non plus du dégagement de l'acide carbonique, mais de l'action oxydante de l'atmosphère : elle est relative au protoxyde de fer et à l'acide arsénique qui l'accompagne, en général, d'une manière proportionnelle.

M. Bouquet s'est assuré que les eaux minérales ferrugineuses de Vichy perdent, aussitôt après leur émergence, une partie de leur protoxyde de fer et de leur acide arsénique. L'élimination de ces deux principes est déterminée par l'action oxydante de l'air; mais, cette première action de l'oxygène atmosphérique épuisée, ces eaux retiennent dans un état de dissolution beaucoup plus stable la portion du principe ferrugineux qu'elles ont conservée. Les dosages comparés du protoxyde de fer, effectués sur ces eaux avant et après leur transport à Paris, établissent en outre, de la manière la plus positive, que la quantité de ce protoxyde resté dissous par elles, même après un long voyage, n'est pas de beaucoup inférieure à celle qu'elles renferment à la source même.

En résumé, nous voyons que les eaux de Vichy sont sou-

_____

(1) Bouquet, *Étude chimique des eaux minérales et thermales de Vichy*, etc., 1854, p. 69.

mises à deux causes d'altération : l'altération par oxydation et celle par perte d'acide carbonique.

Maintenant que nous savons à quel médicament nous avons affaire, esquissons rapidement les principales indications auxquelles l'eau de Vichy transportée peut satisfaire ; nous parlerons ensuite du meilleur mode d'administration de ces eaux, du choix des sources, etc. C'est cette dernière partie qui est le principal objet de ce travail.

On peut vouloir, au moyen de l'eau de Vichy, agir spécialement sur les conditions locales de l'estomac ou bien adresser ce médicament à quelque état organique distant et particulier; ou bien, enfin, constituer une médication générale ou diathésique.

On fait un fréquent usage des eaux dans les gastralgies où l'on suppose qu'il s'opère dans l'estomac une sécrétion exagérée d'acides, mais qu'il nous semble plus exact de considérer, dans la plupart des cas au moins, comme un état d'exaltation nerveuse de l'estomac tel, que les acides normaux n'y sont supportés que douloureusement ou sont rejetés au dehors. Cependant, on ne peut nier qu'il n'y ait des cas où l'estomac se trouve le siége de réactions acides à des époques éloignées des digestions et alors qu'il ne devrait s'y passer que des réactions alcalines.

Dans les cas sans nombre où l'on a affaire, non plus à cet état particulier d'exaltation nerveuse de l'estomac, mais à ces dérangements de digestion que l'on range, d'une manière générale, sous la dénomination de dyspepsie et, en réalité, dans tous les cas où le traitement thermal de Vichy pourrait être indiqué, nous n'hésitons pas à poser en règle que les eaux de Vichy transportées sont une médication excellente.

Si nous ne posons pas ici la réciproque, en disant que toutes les fois que l'eau minérale transportée aura été utilement employée le traitement thermal se trouvera indiqué, c'est qu'il est des cas de peu de gravité où cette première médication suffit dans sa simplicité.

Nous ne passerons pas en revue tous les cas où l'usage de l'eau de Vichy transportée peut être utile; ce serait reproduire la nomenclature assez étendue des maladies que l'on traite à Vichy, ce qui n'offrirait aucun intérêt s'il fallait se borner à une simple énumération, et nous entraînerait beaucoup trop loin si nous devions entrer dans les moindres détails à propos de chacune d'entre elles.

Nous nous contenterons de rappeler que c'est surtout au traitement des maladies du foie, de la gravelle ou du diabète, que les eaux de Vichy transportées prennent une part importante. Beaucoup de médecins croient pouvoir prescrire indifféremment l'eau de Vichy ou le bicarbonate de soude dans la gravelle urique : c'est à tort selon nous. Le bicarbonate de soude a sur le symptôme essentiel de la maladie, l'apparition du sable rouge dans les urines, une influence directe et marquée; mais on ne fait par là que la médecine du symptôme. Si l'on veut faire la médecine de la maladie, il faut autre chose. Il est plus d'une manière d'attaquer la disposition ou la diathèse qui préside a cette formation de graviers uriques, par des moyens hygiéniques surtout. Quant aux médications proprement dites, le traitement thermal de Vichy offre l'une des plus efficaces, au point de vue curatif, et l'eau de Vichy transportée, sans le remplacer, s'en rapproche tout autrement qu'une simple solution de bicarbonate de soude.

Nous en pourrions dire autant du diabète dans lequel les eaux de Vichy sont devenues, à juste titre, le complément ordinaire du traitement diététique et hygiénique de cette maladie. Au point de vue de la curation palliative du diabète, même administrées de la manière la plus complète possible, elles ne sont certainement pas le dernier mot de la thérapeutique dans le diabète ; mais elles constituent aujourd'hui la plus précieuse ressource dont nous puissions disposer contre cette redoutable maladie. Nous pouvons en dire autant au sujet de la goutte.

Il est certain, du reste, que ce n'est pas seulement à Vichy qu'on apprend à connaître les ressources qui se peuvent tirer de l'eau de Vichy transportée, et les praticiens expérimentés savent très-bien saisir les indications qui en réclament l'usage, soit comme médicament passager, soit d'une manière continue. Ce que fort peu connaissent, c'est ce qui est relatif à certaines conditions d'administration de l'eau de Vichy transportée, au choix des sources surtout. Nous allons donner quelques éclaircissements sur ce sujet.

Les noms des principales sources de Vichy, comme ceux des établissements thermaux les plus importants, sont assez connus dans le public médical, et il n'y a guère de médecins à qui les dénominations des sources de l'*Hôpital*, de la *Grande-Grille*, des *Célestins*, ne soient plus ou moins familières. Les sources *Lardy* et d'*Hauterive* ont une popularité plus récente et plus restreinte ; mais on ne se fait pas, en général, une opinion très-juste de la valeur relative de ces différentes sources.

L'idée dominante est celle qui attribue à chacune d'entre elles des caractères de spécificité, et l'on ne manque guère de conseiller d'avance aux malades que l'on envoie à Vichy, l'eau des *Célestins* s'ils ont la goutte ou la gravelle, celle de la *Grande-Grille* s'ils ont une maladie de foie, etc., ignorant que l'eau des *Célestins* peut être très-nuisible à

des goutteux ou à des graveleux qui se traiteront avec
autant d'efficacité à d'autres sources; que celle de la *Grande-
Grille* peut être entièrement contre-indiquée dans une
maladie du foie, sans aucun détriment pour le malade, qui
se trouvera parfaitement alors de l'eau de l'*Hôpital*.

Le choix des différentes sources de Vichy est subordonné,
non pas précisément à la nature ou au siége de la maladie
que l'on vient traiter, mais aux conditions particulières de
l'appareil digestif qui reçoit la première impression du médicament et aux conditions générales de l'organisme. C'est
dans ce sens que le mode d'administration des eaux de
Vichy, à Vichy même, offre une grande importance à ce
point, que non seulement la réussite, mais même la tolérance
du traitement en dépende souvent à peu près exclusivement. Nous en pouvons citer quelques exemples.

Qu'un goutteux soit disposé aux étourdissements ou aux
palpitations à un degré qui ne suffit pas pour contre-indiquer absolument le traitement, il faudra qu'il se garde avec
le plus grand soin de l'eau des *Célestins* et s'en tienne à
celle de la *Grande-Grille* ou de l'*Hôpital*. Si l'eau des *Célestins* est généralement préférable dans les affections des
voies urinaires, la disposition aux coliques néphrétiques, les
douleurs rénales, l'irritabilité du col de la vessie la rendent
souvent impossible à supporter et ne permettent de tolérer que celle de l'*Hôpital*. Celle-ci remplacera également
l'eau de la *Grande-Grille*, ordinairement prescrite dans les
calculs biliaires, si les fonctions de l'estomac sont elles-
mêmes altérées, si les coliques hépatiques sont immi-
nentes. La source de *Mesdames*, ou la source *Lardy*, sera
préférée, quelle que soit la maladie, lorsque les ferrugineux se trouveront indiqués.

En un mot, lorsqu'on a prescrit à un malade les eaux de

Vichy on n'a pas fait plus que si on a conseillé une médication narcotique, anti-spasmodique, altérante. Il reste
encore à formuler le choix de la source ou du médicament,
la dose, le mode d'administration, etc.

Mais, lorsqu'il s'agit des eaux transportées les principes
qui doivent présider à leur administration sont tout autres.

Une partie des différences qui existaient entre ces sources
relativement à la température, à la proportion d'acide carbonique libre se sont effacées. Ce qu'il faut surtout considérer, c'est le degré d'intégrité relative qu'elles sont sus-
ceptibles de conserver dans leur composition et dans leurs
propriétés.

Nous avons eu de nombreuses occasions d'apprécier, par
expérience, la valeur relative des différentes sources et
nous avons pu nous former sur ce point des opinions très-
formelles. Il serait intéressant de rechercher jusqu'à quel
point les résultats de l'analyse chimique viendraient à con-
corder avec ces données pratiques. Les expériences de
M. Bouquet, les seules que nous connaissions sur ce sujet, ne
nous fournissent que des renseignements assez incomplets.
Il faudrait, pour être suffisamment édifié à cet endroit,
faire une série d'expériences sur des échantillons de toutes
les sources, recueillis à la même époque et dans des conditions sensiblement identiques, et même reproduire ces analyses à des époques successives, de manière à apprécier directement ce que le fait seul du temps, en supposant les
circonstances extérieures les plus favorables possibles, peut
apporter d'altération à ces eaux. M. Bouquet n'a dressé ce
tableau comparatif que relativement à l'acide carbonique et
au fer ; ce dernier pour les sources qui seules méritent à
Vichy le nom de ferrugineuses.

Il est vrai que l'intégrité de composition de ces eaux

tenant principalement à la présence d'acide carbonique en quantité suffisante, cette dernière constatation peut, jusqu'à un certain point, servir de mesure pour le reste.

Voici, d'après le tableau dressé par M. Bouquet, l'ordre suivant lequel les principales sources dont il est ici question perdent leur acide carbonique, en commençant par celles qui en perdent le moins : 1. *Lardy;* 2. *Grande-Grille* et *Puits-Chomel;* 3. *Hauterive;* 4. *Hôpital;* 5. *Source Lucas.*

Mais si nous considérons, non plus la proportion d'acide carbonique perdue par le transport, mais la quantité que chacune de ces eaux retient après ce transport et qui est constituée autant par la proportion inhérente à chacune d'elles que par la quantité conservée, nous trouvons un ordre différent : 1. *Lardy;* 2. *Hauterive;* 3. *Célestins;* 4. *Grande-Grille, Puits-Chomel;* 5. *Lucas;* 6. *Hôpital.*

Ce tableau est presque identique avec celui que nous eussions dressé, avant l'analyse de M. Bouquet, pour représenter le degré d'efficacité que nous attribuons aux eaux transportées et l'usage que nous en faisons : 1. *Hauterive;* 2. *Célestins;* 3. *Lardy* et source de *Mesdames;* 4. *Grande-Grille.*

Telles sont, suivant nous, les seules sources qu'il puisse être utile de prescrire. Nous ne voyons pas quelle pourrait être l'utilité spéciale de la source *Lucas,* laquelle, du reste, n'est presque jamais conseillée et, quant à l'eau de l'*Hôpital,* elle est encore beaucoup trop souvent prescrite à distance de Vichy et nous croyons qu'on devrait entièrement renoncer à son usage dans de pareilles conditions. Il est possible que ce soit à la matière organique qu'elle renferme, en proportion beaucoup plus considérable que les autres sources, qu'elle doit d'être habituellement mal tolérée par l'estomac et de présenter souvent une odeur d'hydrogène

13.

sulfuré fort désagréable. C'est de toutes les sources de Vichy celle qui perd le plus complètement sa propre sapidité par le transport.

La source d'*Hauterive* nous paraît la plus propre à remplacer, à distance, l'eau de Vichy qui ne peut être prise sur place : sa sapidité remarquable et la facilité avec laquelle elle est supportée par l'estomac ne la recommandent pas moins que les excellents résultats thérapeutiques qu'elle fournit. Et, comme nous avons dit que loin de Vichy les applications spéciales de ces différentes sources s'effaçaient, c'est la source d'*Hauterive* que nous prescrivons nous-même, dans l'immense majorité des cas, et de quelque maladie qu'il s'agisse.

Cependant il arrive quelquefois, peut-être en raison même de sa meilleure conservation, que l'eau d'*Hauterive* se trouve un peu trop stimulante : il convient alors de la remplacer par la *Grande-Grille*.

L'eau des *Célestins* est, après celle d'*Hauterive*, celle dont on doit attendre les meilleurs résultats ; mais le débit de cette source est si peu considérable que l'on n'en peut transporter qu'une minime proportion. L'exploitation en serait, du reste, entièrement supprimée au bénéfice de la source d'*Hauterive* que nous n'y verrions aucun inconvénient.

C'est la source de la *Grande-Grille* qui, jusqu'à ces dernières années, a presque exclusivement fourni à l'usage des eaux de Vichy à domicile : c'était l'eau de Vichy banale. Le faible débit des *Célestins*, les moindres qualités de l'eau de l'*Hôpital* (transportée), ne permettaient guère d'avoir recours à d'autre eau qu'à celle de cette source célèbre, jusqu'à ce que celle d'*Hauterive* ait commencé à être connue, et nous n'avons rien négligé pour y contri-

buer nous-même. Nous avons même vivement engagé
l'administration actuelle de Vichy à substituer l'eau d'*Hauterive* à celle de la *Grande-Grille* pour les cas nombreux
où l'eau de Vichy est demandée sans désignation de source.
Nous avons cependant signalé plus haut quelques circonstances rares où la *Grande-Grille* doit être préférée à
Hauterive.

Certaines sources de Vichy rendent de grands services
à titre de ferrugineuses et permettent de satisfaire, pendant le traitement thermal, à des indications d'une importance capitale. S'il est vrai qu'il convient de garantir les
établissements thermaux, et Vichy en particulier, contre
les abus du forage et contre la facilité dangereuse que l'on
a de multiplier les sources minérales, il serait injuste de
méconnaître que c'est à des puits artésiens que Vichy doit
ce précieux complément aux richesses thérapeutiques qui
lui appartiennent. Cependant les médecins de Vichy n'a-
vaient pas jusqu'ici attribué une grande valeur à ces eaux
ferrugineuses transportées. Les analyses de M. Bouquet
viennent de réhabiliter ces dernières, en montrant qu'elles
perdent leurs principes ferrugineux en moindre proportion
qu'on ne le pensait.

Les deux sources de Vichy qui peuvent être usitées à titre
de ferrugineuses, sont les sources *Lardy* et de *Mesdames.*

M. Bouquet trouve avant le transport :

Dans la source *Lardy.* . . . . , 0,013 gr. de fer.
Dans la source de *Mesdames.* . . 0,012

Après le transport :

Source de *Mesdames.* . . . . . 0,011 perte. 0,001
Source *Lardy.* . . . . 0,010 perte. 0,003

La différence, bien que peu considérable, laisse cependant l'avantage à la source de *Mesdames.*

On prescrit le plus souvent l'eau de Vichy (transportée)
aux repas. Ce n'est pas une mauvaise pratique, bien qu'elle
soit appliquée d'une manière trop banale et sans raison déterminée. Les sécrétions gastriques, nécessaires à la digestion, sont favorisées par la présence de l'eau alcaline, et
l'absorption de celle-ci ne s'en exerce qu'avec plus d'activité. Le mélange avec le vin, malgré les quelques décom-
positions qu'il détermine et qui troublent la couleur de
ce dernier, n'apportent aucune altération dans les propriétés de l'un ni de l'autre des liquides mélangés. Le tartrate
acide de potasse (crème de tartre) du vin déplace avec
effervessence l'acide carbonique de l'eau de Vichy, donne
naissance à un tartrate double de potasse et de soude, et
met le fer à nu. Nous nous sommes assuré nous-même
que l'urine s'alcalise aussi rapidement par l'usage d'eau de
Vichy coupée de vin, que d'eau de Vichy pure (1).

L'eau de Vichy transportée peut aussi se prendre à jeûn,
comme on le fait dans le traitement thermal, mais toujours
à moindre dose. Quelques personnes ont l'habitude de la
faire réchauffer dans le but de la rapprocher des conditions où elle se trouve naturellement. Ceci n'aurait pas
d'effet pour l'eau d'*Hauterive*, qui n'a que 16°; mais, dans
tous les cas, c'est une pratique que nous croyons devoir
condamner, comme propre seulement à ajouter au degré
d'altération que l'eau peut avoir déjà subie par les diverses
circonstances auxquelles elle a pu être soumise. Si l'estomac ne pouvait supporter le contact d'un liquide aussi
froid, l'hiver surtout, il vaudrait mieux, au moment de
la boire, y ajouter un peu d'eau chaude : c'est au moins ce
que nous avons l'habitude de conseiller.

(1) *Des Eaux de Vichy sous les rapports clinique et thérapeutique*,
1851, in-8°, p. 230.

LETTRE XIX.

SELS DE VICHY.

Procédés usités pour l'extraction des Sels. — Sels pour boisson et pour bains. — Pastilles de Vichy.

Lorsque je publiai la précédente édition de cet ouvrage, je dus me borner à mentionner les tentatives qui avaient alors pour objet l'extraction des Sels des Eaux de Vichy, dans le but de remplacer le bicarbonate de soude employé comme succédané de ces eaux.

Aujourd'hui, ces tentatives ont amené des résultats qui ne sont sans doute pas le dernier mot de la chose, mais qui intéressent à un haut point l'industrie d'une part, et de l'autre la thérapeutique. Si les *dérivés* des eaux minérales, comme on appelle aujourd'hui les produits que l'on en extrait dans un but médical, ne peuvent en aucune façon prétendre à représenter ces eaux elles-mêmes, ils n'en peuvent pas moins fournir des préparations utiles et qui gardent de leur origine quelque chose de distinct des préparations purement artificielles. Il importe de n'en pas surfaire la valeur, mais il n'importe pas moins d'en reconnaître l'utilité; et s'il est des tentatives de ce genre qui méritent d'être encouragées, c'est, nous devons le dire, celles auxquelles ont donné lieu les eaux de Vichy, et auxquelles ont présidé une intelligence et une persévérance fort remarquables. Aussi ai-je pensé devoir leur consacrer un chapitre spécial.

Les premiers essais tentés sur les eaux de Vichy avaient eu pour objet d'extraire les Sels :

1º Soit en faisant tomber l'eau minérale sur des plaques de fonte émaillées et en contact avec de la vapeur; 2º soit en les évaporant dans des chaudières à une pression de plusieurs atmosphères; 3º soit en les évaporant à feu nu dans de grands bacs en tôle.

De nombreux et successifs perfectionnements, auxquels plusieurs chimistes éminents, MM. Pelouze, Frémy, Lefort, etc., ont bien voulu concourir, ont amené au procédé d'extraction actuel dont je vais essayer de donner une idée.

Mais il faut auparavant expliquer la disposition des laboratoires où se manipulent les sels.

Ils se peuvent diviser en deux parties distinctes :

1º L'extraction et l'évaporation des Sels. — Cette opération a lieu au rez-de-chaussée et dans les caves, et comprend : l'évaporation de l'eau, le séchage, la saturation par l'acide carbonique et la manipulation;

2º La fabrication des Pastilles.

Occupons-nous d'abord des Sels.

Leur extraction des eaux se fait de deux manières différentes: soit qu'il s'agisse des Sels pour boisson, soit qu'il s'agisse des Sels pour bains.

Sels pour boisson.

Ces Sels sont obtenus par une cristallisation à froid.

Voici comment se pratique l'opération :

L'eau est amenée de la source, à l'aide d'une pompe, dans de grands bacs en tôle chauffés à une température de 20 degrés.

Elle y séjourne le temps nécessaire pour que l'acide carbonique s'évapore ; les carbonates de chaux se déposent ; après quoi, les eaux, qui ne sont plus calcaires, descendent, à l'aide d'un syphon, dans un grand bac de tôle où on les fait bouillir à feu nu jusqu'à ce qu'elles soient ramenées à 24 degrés de l'aréomètre.

Ceci fait, elles sont transportées dans les cristallisoirs. Les cristaux s'attachent, au fur et à mesure du refroidissement, aux parrois de cuves en pierre.

Les eaux mères, qui sont incristallisables, sont retirées à part ; quant aux cristaux, ils sont détachés, soumis à la saturation dans des chambres d'acide carbonique, portés au séchoir, puis on les pulvérise, et cette poudre sert pour la confection de la boisson artificielle et des pastilles.

Sels pour bains.

Pour obtenir les Sels pour bains, le procédé est aussi simple.

Les eaux mères qui n'ont pas servi dans la cristallisation des sels pour boissons et pastilles sont mélangées avec les eaux venant des sources. Le tout se travaille dans de grands bacs en tôle et est ramené, au lieu de 24 degrés, à 34 ou 36 degrés de l'aréomètre. On laisse refroidir ; et sur un feu doux et continu qui laisse échapper le reste de l'eau douce, on enlève peu à peu les cristaux, à mesure qu'ils se forment, jusqu'à ce que le bac soit complétement à sec; car, dans cette opération, rien n'est perdu; mais il faut le plus grand soin pour éviter les accidents.

La cristallisation obtenue est confuse, les cristaux sont imperceptibles, le sel est pour ainsi dire en pâte.

Le tout sèche, se pulvérise et est dosé ensuite suivant la proportion nécessaire pour l'usage balnéaire.

L'utilisation des eaux mères permet de livrer ces sels à un prix relativement minime.

Si l'on ne compte encore à Vichy que 400 malades étrangers en moyenne, pour 8,000 malades de France, le chiffre des bouteilles d'eau de Vichy consommées à l'étranger dépasse aujourd'hui le chiffre énorme de 800,000.

Il était donc fort important de rendre facilement abordable l'usage des Bains qui est le complément naturel, et presque toujours indiqué, de l'usage des eaux en boisson. Ceci intéresse en particulier les habitants de nos colonies, comme des colonies étrangères, pour lesquels le traitement de Vichy à distance est si souvent et si utilement réclamé.

Pastilles.

Les Pastilles de Vichy sont bien connues : toutefois leur application ne remonte pas au-delà de 1822. Darcet, ayant remarqué que le bi-carbonate de soude était la substance la plus active des eaux de Vichy, eut l'idée d'en faire des pastilles auxquelles il donna le nom de *Pastilles de Vichy.* C'est avec les *Sels extraits des Eaux de Vichy* que sont aujourd'hui confectionnées les Pastilles provenant de l'Etablissement thermal de Vichy, conformément à la formule de Darcet, sauf la substitution de ces sels au bicarbonate de soude.

Mais l'Etat ne voulant pas que l'Etablissement thermal

de Vichy, sa propriété, pût servir de couvert à un produit qui ne fût pas sincère, a décidé, par un arrêté en date du 2 mars 1857, que tous les produits émanant des sources de l'Etablissement thermal de Vichy devront être préalablement analysés, surveillés, accompagnés d'un certificat d'origine et marqués du cachet de l'administration publique, par les agents de l'Etat commis à ce contrôle spécial.

Cette garantie, acquise aujourd'hui au public, a donné à ces nouveaux produits : *Sels-Boisson*, *Sels-Bains*, *Sels-Pastilles*, un très-grand développement.

Cela ne veut pas dire que d'autres produits ne soient pas bons et véritables, mais cela signifie que tout ce qui sort de l'Etablissement thermal reçoit un certificat de sincérité donné par le Commissaire du gouvernement chargé de la vérification et de l'analyse des produits.

Maintenant, quelle est la valeur thérapeutique qu'il faut appliquer à ce médicament?

Les sels extraits des eaux de Vichy employés en boisson, en bains, en pastilles, ont-ils une efficacité supérieure au bicarbonate de soude? Je n'hésite pas à répondre affirmativement, au moins pour ce qui concerne les bains. Ceux-ci, tout en présentant toutes les propriétés du bicarbonate de soude, empruntent aux sels qu'ils retiennent après l'évaporation des eaux, des qualités plus toniques, peut-être quelque chose de plus encore qu'il est difficile de déterminer et que l'expérience permettra sans doute de constater.

Quant aux sels pour boisson, je ne crois pas devoir en recommander l'emploi; la facilité de faire usage de l'eau de Vichy transportée diminue singulièrement l'intérêt de leurs applications. Il est certain qu'ils ne peuvent en aucune façon la remplacer, et ils ne constituent pas du reste une boisson agréable.

Je ne saurais dire encore en quoi les pastilles préparées avec les sels de Vichy diffèrent des pastilles préparées avec le bicarbonate de soude; ce qu'il y a de certain, c'est qu'elles sont au moins aussi bien appropriées aux différentes sortes de dyspepsies dans lesquelles cette préparation, presque insignifiante en apparence, rend cependant de si bons services.

Je me suis suffisamment étendu, dans la lettre précédente, sur les ressources que l'on peut encore trouver loin de Vichy dans l'emploi des eaux minérales transportées et des bains préparés avec les Sels de Vichy. Je rappellerai seulement que cette médication amoindrie se trouve indiquée dans toutes les circonstances où convient le traitement thermal de Vichy, soit pour venir en complèter les effets, soit pour y suppléer lorsqu'on est dans l'impossibilité d'y recourir directement.

FIN.

TABLEAUX ANALYTIQUES.

APPENDICE (Voyez

TABLEAU comprenant les quantités des divers composés
des eaux minérales

DÉSIGNATION DES LOCALITÉS.	VICHY					
Dénomination des Sources.	Grande-Gril'e.	Puits Chomel.	Puits Carré.	Lucas.	Hôpital.	Célestins.
Acide carbonique libre	0,908	0,768	0,876	1,751	1,007	1,049
Bicarbonate de soude	4,883	5,091	4,893	5,004	5,029	5,103
» de potasse	0,352	0,371	0,378	0,282	0,440	0,315
» de magnésie	0,393	0,338	0,335	0,275	0,200	0,328
» de strontiane	0,303	0,003	0,003	0,003	0,005	0,005
» de chaux	0,434	0,427	0,421	0,543	5,570	0,462
» de protoxyde de fer	0,004	0,004	0,004	0,004	0,004	0,004
» de protoxyde de manganèse	traces	traces	traces	traces	traces	traces
Sulfate de soude	0,291	0,291	0,291	0,291	0,291	0,291
Phosphate de soude	0,130	0,070	0,028	0,070	0,046	0,091
Arséniate de soude	0,002	0,002	0,002	0,002	0,002	0,002
Borate de soude	traces	traces	traces	traces	traces	traces
Chlorure de sodium	0,534	0,534	0,534	0,518	0,518	0,534
Silice	0,070	0,070	0,064	0,030	0,050	0,060
Matière organique bitumineuse	traces	traces	traces	traces	traces	traces
Totaux	7,914	7,939	7,833	8,797	8,222	8,244

(1) Ces tableaux sont empruntés au remarquable travail que M. Bouquet a adressé

LA LETTRE III).
salins, hypothétiquement attribués à un litre de chacune
du bassin de Vichy. (1)

VICHY		VAISSE	HAUTE-RIVE.	ROUTE de CUSSET	CUSSET			SAINT-YORRE
Nouveaux Célestins.	Source du Parc.	Lardy.	Puits de Vaisse.	Puits d'Hauterive.	Mendance	P.Abattoir.	Sabine-Marie.	Elisabeth.	Source de Saint-Yorre.
1,299	1,535	1,750	1,968	2,183	1,993	1,405	1,642	1,770	1,338
4,101	4,957	4,910	3,537	4,587	4,016	5,130	4,753	4,837	4,881
0,234	0,292	0,327	0,222	0,189	0,274	0,262	0,253	0,233	
0,554	0,213	0,233	0,362	0,501	0,425	0,532	0,453	0,460	0,479
0,003	0,008	0,005	0,005	0,003	0,003	0,005	0,003	0,003	0,005
0,699	0,614	0,710	0,801	0,432	0,604	0,725	0,692	0,707	0,514
0,044	0,004	0,028	0,004	0,017	0,026	0,040	0,063	0,032	0,010
traces	traces	traces	traces	traces	traces	traces	traces	traces	traces
0,314	0,314	0,314	0,343	0,291	0,250	0,291	0,340	0,340	0,291
0,003	0,002	0,003	0,002	0,002	0,003	0,003	0,003	0,003	0,002
traces	traces	traces	traces	traces	traces	traces	traces	traces	traces
0,550	0,550	0,534	0,503	0,534	0,355	0,534	0,453	0,453	0,518
0,005	0,035	0,065	0,041	0,071	0,032	0,032	0,025	0,034	0,032
traces	traces	traces	traces	traces	traces	traces	traces	traces	traces
7,865	8,061	9,165	7,755	8,956	7,811	8,971	8,669	8,897	8,293

à l'Académie des sciences, sur la *Composition chimique des Eaux de Vichy.*

TABLEAU comprenant les proportions des divers chacune des eaux minérales

principes, acides et basiques, contenus dans un litre de du bassin de Vichy.

DÉSIGNATION DES LOCALITÉS.	VICHY						VICHY			VAISSE	HAUTE-RIVE.	ROUTE de CUSSET	CUSSET			SAINT-YORRE
Dénomination des Sources.	Grande-Grille.	Puits Chomel.	Puits Carré.	Lucas.	Hôpital.	Célestins	Nouveau Célestins.	Source du Parc.	Lardy.	Puits de Vaisse.	Puits d'Hauterive.	Mesdames.	Pákautier.	Sainte-Marie.	Elisabeth.	Source de Saint-Yorre.
Acide carbonique............	4,418	4,429	4,418	5,348	4,719	4,705	4,647	5,071	5,499	4,831	5,640	5,029	5,376	5,329	5,489	4,957
sulfurique............	0,164	0,164	0,164	0,164	0,164	0,164	0,177	0,177	0,177	0,137	0,164	0,141	0,164	0,192	0,192	0,153
phosphorique........	0,070	0,038	0,015	0,038	0,025	0,050	traces	0,076	0,044	0,038	0,025	traces	traces	traces	traces	traces
arsénique...........	0,001	0,001	0,001	0,001	0,001	0,001	0,002	0,001	0,002	0,001	0,001	0,002	0,002	0,002	0,002	0,001
borique............	traces	traces	traces	traces	traces	traces	traces	traces	traces	traces	traces	traces	traces	traces	traces	traces
chlorhydrique.......	0,334	0,334	0,334	0,334	0,334	0,334	0,344	0,344	0,334	0,348	0,334	0,222	0,334	0,283	0,293	0,334
Silice................	0,070	0,070	0,068	0,050	0,050	0,060	0,065	0,055	0,065	0,041	0,071	0,032	0,032	0,025	0,034	0,052
Protoxyde de fer........	0,002	0,002	0,002	0,002	0,002	0,002	0,090	0,002	0,013	0,002	0,002	0,012	0,018	0,024	0,010	
Protoxyde de manganèse....	traces	traces	traces	traces	traces	traces	traces	traces	traces	traces	traces	traces	traces	traces	traces	traces
Chaux................	0,169	0,166	0,164	0,212	0,222	0,180	0,272	0,239	0,276	0,265	0,168	0,235	0,232	0,237	0,275	0,200
Strontiane........	0,002	0,002	0,002	0,003	0,003	0,003	0,003	0,003	0,003	0,003	0,002	0,002	0,003	0,002	0,002	0,003
Magnésie.............	0,097	0,103	0,107	0,088	0,064	0,105	0,177	0,103	0,076	0,122	0,160	0,136	0,170	0,148	0,147	0,153
Potasse.............	0,128	0,192	0,196	0,146	0,228	0,163	0,120	0,151	0,273	0,115	0,098	0,098	0,142	0,133	0,131	0,121
Soude.............	2,488	2,536	2,445	2,501	2,500	2,560	2,124	2,500	2,486	1,912	2,368	1,957	2,531	2,344	2,397	2,409
Matière bitumineuse.......	traces	traces	traces	traces	traces	traces	traces	traces	traces	traces	traces	traces	traces	traces	traces	traces
Totaux............	7,997	8,042	7,916	8,887	8,905	8,327	7,953	8,687	9,248	7,835	9,039	7,866	9,054	8,739	8,972	8,673

Poids des résidus de sels fixes, déterminés expérimentalement; sommes inscrites ci-dessus; rapports centésimaux

des sels neutres calculées d'après les proportions d'acides et de bases existant entre ces deux quantités.

Poids des résidus fixes......	5,208	5,248	5,160	5,204	5,264	5,320	4,808	5,280	5,450	4,408	4,980	5,120	4,420	5,480	5,092	5,160
Poids des sels neutres........	5,249	5,351	5,181	5,244	5,325	5,388	4,883	5,283	5,533	4,355	5,038	5,148	4,334	5,572	5,152	5,238
Les poids des résidus sont à ceux des sels neutres comme 100 est à............	100,76	101,98	100,40	100,76	101,17	101,27	101,56	100,05	101,41	9,79	101,57	100,54	98,10	101,08	101,17	101,51

TABLE DES MATIÈRES.

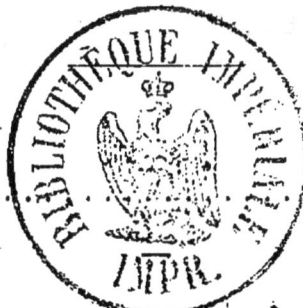

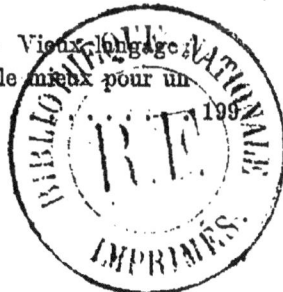

FIN DE LA TABLE.

VICHY. — IMP. WALLON

RENSEIGNEMENTS

SUR LES

EAUX MINÉRALES

NATURELLES

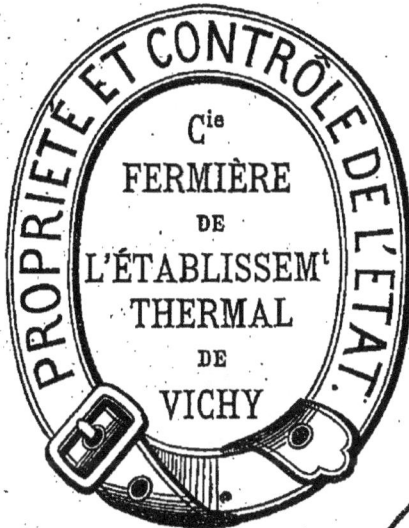

Cie
FERMIÈRE
DE
L'ÉTABLISSEM^t
THERMAL
DE
VICHY

PROPRIÉTÉ ET CONTRÔLE DE L'ÉTAT.

ADMINISTRATION

DE LA

COMPAGNIE DE VICHY

22, boulevart Montmartre, 22

PARIS.

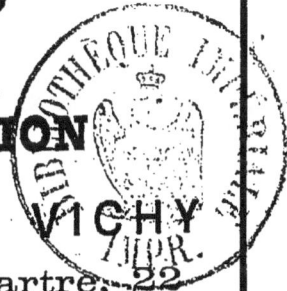

Les produits extraits des Eaux par l'Établissement thermal de Vichy ne peuvent se vendre qu'avec l'estampille du

CONTROLE

DE

L'ÉTAT

Ce contrôle a pour objet de surveiller l'évaporation des eaux et de certifier que les Sels pour **Bains** et **Boisson,** et ceux servant à la fabrication des **Pastilles digestives,** sont réellement extraits des sources et employés sous la surveillance de l'Etat.

(Arrêté ministériel du 17 mars 1857).

FAC SIMILE

CONTRÔLE **DE L'ÉTAT,** ARRÊTÉ MINISTÉRIEL du 2 Mars 1857.

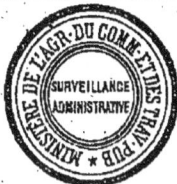

SURVEILLANCE ADMINISTRATIVE

MINISTÈRE DE L'AGR· DU COMM· ET DES TRAV· PUB·

EXTRACTION ET EMPLOI DES **SELS NATURELS** DE **VICHY**

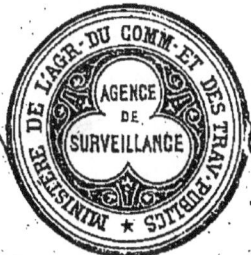

MINISTÈRE DE L'AGR· DU COMM· ET DES TRAV· PUBLICS ★

AGENCE DE SURVEILLANCE

LA BANDE et **LE CACHET DU CONTROLE** sont sur les Produits, comme **LA CAPSULE** sur la Bouteille, la garantie offerte par l'Etat au public, contre **LES PRÉPARATIONS ARTIFICIELLES, DITES DE VICHY.**

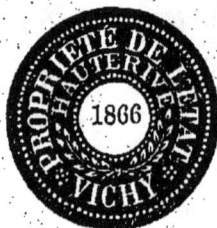

PRODUITS

DE L'ÉTABLISSEMENT THÉRMAL

DE

VICHY

EXTRAITS DES EAUX

SOUS LA SURVEILLANCE ET LE

CONTROLE DE L'ÉTAT

	PRIX	
	fr.	c.
Sels pour Bains de Vichy chez soi		
ROULEAU.................. 250 grammes	1	»
Franco de port et d'emballage par 20 rouleaux, En France.		
Sels pour Boisson artificielle de Vichy		
FLACONS GRÈS.........................	5	»
BOITE DE 50 PAQUETS (chaque paquet pour un litre d'eau)......................	5	»
La boite s'envoie *franco* en France.		
Pastilles digestives.		
1/2 BOITE............... 70 grammes.	1	»
BOITE............... 140 —	2	»
BOITE.................. 500 —	5	»
La boîte de 500 grammes s'envoie *franco* en France.		

EXPÉDTION DES EAUX

DES

SOURCES DE L'ÉTABLISSEMENT THERMAL

Chaque bouteille est revêtue d'une capsule en étain indiquant le nom de la source et le millésime de l'année du puisement ; d'une étiquette portant la vignette de l'établissement thermal, et dans le papier : **Propriété et Contrôle de l'Etat.**

Le poids de la Caisse de 50 Bouteilles est de 105 à 107 kil.

Les eaux pour boisson sont puisées, mises en bouteilles, bouchées, scellées et expédiées par les concessionnaires, sous la surveillance de l'Administration. (Extrait de la loi de concession de l'Etablissement thermal de Vichy 1853).

EMBALLAGE DES EAUX

FRANCO

Pour 50 bouteilles ou demi-bouteilles.

1 fr. par caisse au-dessous de 50 Bouteilles ou Demi-Bouteilles.

La Compagnie a adopté depuis peu un emballage spécial en usage à Cognac et sur les bords du Rhin ; il est composé d'enveloppes en paille tressée. Ces enveloppes ont l'avantage de pouvoir être utilisées pour les usages domestiques et diminuent le poids de la caisse. **1 fr. de plus par caisse.**

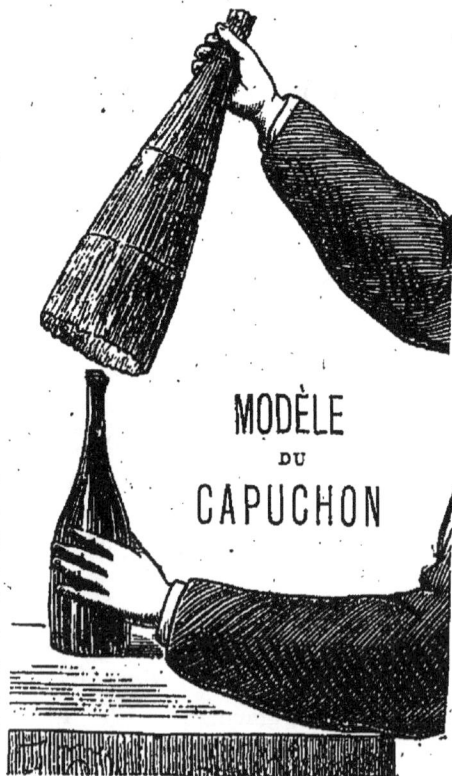

MODÈLE

DU

CAPUCHON

LES EAUX MINÉRALES FRANÇAISES & ÉTRANGÈRES

SONT TOUTES VENDUES PAR LA COMPAGNIE DE VICHY

22, boulevart Montmartre, à Paris.

PRIX DE LA BOUTEILLE

EMBALLAGE FRANCO pour toutes demandes de 50 bouteilles.

Alet..............	1 »	Bicarbonatée calcique.	Aude.
Allevard..........	1 »	Sulfurée calcique.	Isère.
Amélie-les-Bains.	» 90	Sulfureuse.	H.-Pyrénées
Id. 1/2.......	» 80	Id.	Id.
Amphion...........	» 90	Alcaline ferrugineuse.	H.-Savoie.
Antogast..........	» 60	Alcaline gazeuse ferrug.	G. duché de B
Auteuil...........	» 50	Ferrugineuse froide.	Seine.
Bagnère-de-Big...	1 »	Sulfatée calcique.	H.-Pyrénées
Bagnère-de-L. 3/4	1 25	Sulfurée sodique.	H.-Garonne.
Balaruc..........	1 30	Chlorurée sodique.	Héraut.
Barèges 3/4.......	1 »	Sulfureuse sodique.	H.-Pyrénées
Id. 1/2.........	» 80	Id.	Id.
Birmenstorff......	1 25	Purgative.	Suisse.
Bonneleau........	» 75	Ferrugineuse.	Somme.
Bondonneau.......	» 80	Alcaline sulfureuse.	Drôme.
Bonnes 3/4 c......	» 90	Sulfureuse sodique.	B.-Pyrénées
Id. 1/2.......	» 75	Id.	Id.
Id. 1/4.......	» 60	Id.	Id.
Bouillens (*Vergèze*).	» 75	Ferrugineuse.	Gard.
Bourb.-les-Bains.	1 »	Chlorurée sodique.	H.-Marne.
Bourboule (la)....	1 »	Chlorurée sodique.	P.-de-Dôme.
Bussang..........	» 60	Alcaline froide ferrug.	Vosges.
Bauche (la).......	» 90	Bicarbonatée hyposulfit.	Savoie.
Campagne.........	1 »	Ferrugineuse.	Aude.
Carlsbad..........	1 50	Saline.	Bohême.
Id. 1/2.....	1 »	Id.	Id.
Cauterêts. 3/4.....	1 »	Sulfureuse thermale.	H.-Pyrénées
Id. 1/2.....	» 90	Id.	Id.
Cransac...........	1 20	Sulfatée calcique.	Aveyron.
Capvern...........	1 »	Bicarbonatée sulfatée.	H.-Pyrénées
Challes	1 25	Sulfurée iodo-bromurée.	Savoie.
Chateldon.........	» 65	Acidule (Eau de table).	P.-de-Dôme.
Condillac.........	» 50	Id.	Drôme.
Contre-(la Souver..	» 70	Ferrugineuse froide.	Vosges.
xéville (Pavillon ...	» 75	Id.	Id.
Desaignes (Auguste)	» 75	Bicarbonatée sodique.	Ardèche.
Id. ..... (César)	» 55	Id.	Id.
Ems..............	» 75	Bicarbonatée sodique.	Nassau.
Id. 1/2........	» 60	Id.	Id.
Enghien...........	» 70	Sulfurée, calcaire, froide	S.-et-Oise.
Id. 1/2........	» 60	Id.	Id.
Id. 1/4........	» 50	Id.	Id.
Evian.............	1 20	Alcaline froide.	Savoie.
Etuz.............	» 90	Ferr. magn. bicarbonatée	H.-Saône.
Forges-les-Eaux..	1 »	Ferrugineuse froide.	Seine-Infér.
Friedrichshall.....	1 50	Saline purgative.	Saxe.
Id. 1/2........	1 »	Id.	Id.
Grandrif..........	» 50	Bicarbonatée calcique.	P.-de-Dôme
Guillon...........	1 »	Sulfurée calcique.	Doubs.

Griesbach	» 60	Calcique carbonatée.	Duché de B.
Heilbrunn	1 50	Salina iodurée bromurée.	Bavière.
Hombourg	1 »	Chlorurée sodique.	Id.
Kissin-gen (Bitterswass.	» 55	Saline purgative.	Id.
Kissin-gen {Rakoczy	1 25	Chlorurée sodique.	Id.
Id. 1/2	1 »	Id.	
Kreusnach	1 50	Saline.	Prusse.
Labassère 3/4	» 90	Sulfureuse sodique froide	H.-Pyrénées
Id. 1/2	» 65	Id.	Id.
La Malou	» 80	Ferrugineuse bicarbonat.	Hérault
Marienbad	1 50	Sulfatée sodique.	Bohême.
Marlioz	» 80	Sulfurée sodique.	Savoie.
Miers	» 90	Sulfatée sodique.	Lot.
Mondorf	» 80	Sulfatée sodique.	G. D. de Lux
Mont-Dore	1 »	Ferrugineuse bicarbonat.	P.-de-Dôme
Id. 1/2	» 85	Id.	Id.
Id. 1/4	» 70	Id.	Id.
Nabias (Gazost)	» 75	Sulfurée iodo-bromurée.	H.-Pyrénées
Nauheim	1 25	Chlorurée sodique.	Hesse-Elect.
Niederbrunn	1 25	Saline laxative.	Bas-Rhin.
Orezza	1 »	Ferrug. acidulée froide.	Corse.
Passy	» 80	Ferrugineuse froide.	Seine.
Pierrefonds	» 70	Sulfureuse calcaire.	Oise.
Plombières	» 75	Ferrugineuse bicarbonat.	Vosges.
Pougues	» 80	Bicarbonatée calcique.	Nièvre.
Pullna	1 50	Saline purgative.	Bohême.
Id. 1/2	1 »	Id.	Id.
Passug	» 90	Bicarbonatée.	Suisse.
Petersthal	» 60	Ferrugineuse.	G.D.deBade.
Renaison	» 35	Bicarbonatée mixte.	Loire.
Rippoldsau	» 70	Ferrugineuse.	D. de Bade.
Saint-Alban	» 50	Bicarbonatée sodique.	Loire.
Saint-Christophe.	» 75	Ferrugineuse bicarbonat.	Saône-et-L.
St-Denis-lès-Blois	» 75	Ferrugineuse bicarbonat.	Loire-et-Ch
Saïdschutz	1 50	Alcaline purgative.	Bohême.
Id. 1/2	1 »	Id.	Id.
Saint-Galmier	» 40	Bicarbonatée calcaire.	Loire.
Saint-Moritz	1 »	Ferrugineuse bicarbonat.	Suisse.
Saint-Pardoux	» 90	Ferrugineuse froide.	Allier.
Saxon	1 50	Chloro-bromo-iodurée.	Suisse.
Schwalbach	1 25	Ferrugineuse gazeuse.	Nassau.
Schwalheim	» 55	Eau de table acidulée g.	Hesse-Elect
Sedlitz	1 50	Saline purgative.	Bohême.
Id. 1/2	1 »	Id.	Id.
Seltz	» 70	Acidule gazeuse.	Nassau.
Id. 1/2	» 60	Id.	Id.
Sierck	1 »	Chlorurée sodique.	Moselle.
Soultzbach	» 75	Ferrugineuse froide.	Haut-Rhin.
Soulz- {Brun-Nessel.	» 55	Bicarbonatée sodique.	Id.
matt {ou commun.	» 55	Id.	Id.
Spa	» 70	Acidule ferrugineuse.	Belgique.
Uriage 1/2	» 60	Sodique sulfureuse.	Isère.
Id. 1/4	» 35	Id.	Id.
Vals Source Marie	» 75	Bicarbonatée sodique.	Ardèche.
Visoz	1 25	Sulfurée bitumineuse.	H.-Pyrénées
Vittel	» 80	Sulfatée calcique.	Vosges.
Weilbach	» 75	Sulfureuse froide.	Forêt-Noire
Wildegg	1 50	Iodo bromurée.	Suisse.

SOURCES

DE L'ÉTABLISSEMENT THERMAL DE VICHY
PROPRIÉTÉ DE L'ETAT.

L'expérience démontre tous les jours que sous l'influence de certaines conditions de sexe, d'âge et de constitution, les Sources peuvent quelquefois se suppléer utilement ; aussi, dans leur choix comme dans leur usage, la direction d'un médecin est-elle indispensable.

Grande-Grille (42°). Engorgement du foie et de la rate, obstructions viscérales, calculs biliaires, etc.

Hôpital (31°). Affections des voies digestives, pesanteur d'estomac, digestion difficile, inappétence, gastralgie, dyspepsie. — Convient aux malades délicats.

Célestins (14°). Affections des reins, de la vessie, gravelle, calculs urinaires, goutte, diabète, albuminurie.

Hauterive (15°). Prescrite comme l'eau des Célestins. Souveraine contre les affections des reins, de la vessie, contre la gravelle, les calculs urinaires, la goutte, le diabète, l'albuminurie. *Cette source est la plus propre à remplacer à distance l'eau de Vichy qui ne peut être prise sur place.*

Mesdames (16°), TRÈS-FERRUGINEUSE. Fleurs blanches, convalescences difficiles, adynamie. Elle convient aux tempéraments nerveux, qui ont besoin tout à la fois d'une médication fortifiante et sédative.

Puits-Chomel (45°). Prescrite plus spécialement aux personnes atteintes de catarrhe pulmonaire, de dyspnée nerveuse ou simplement de susceptibilité des organes respiratoires.

AVIS

Les Eaux s'expédient par Caisse de 50 bouteilles ou demi-bouteilles, emballage *franco*. — Emballage en paillons tressés, 1 fr. de plus par caisse. Ces emballages peuvent resservir.

Les plus grands soins sont apportés à la mise en bouteilles et au bouchage, et c'est à ces soins que les eaux de Vichy doivent leur parfaite conservation, même après plusieurs années.

Bien spécifier le nom de la Source et la nature de l'emballage dans la lettre de demande.

UTILITÉ DE L'USAGE

DES

EAUX MINÉRALES NATURELLES

EN GÉNÉRAL.

Au point de vue du goût, de l'hygiène et de la santé, l'usage des Eaux minérales naturelles tend de plus en plus à se généraliser. C'est une conséquence naturelle de l'augmentation des centres de population, dont les eaux deviennent de moins en moins potables, hygiéniquement et gastronomiquement parlant ; chacun sait, en effet, que les filtres publics et domestiques sont insuffisants pour retirer des eaux toutes les matières insalubres qu'y mélangent constamment l'industrie et les usages domestiques ; on peut même ajouter que les filtres mal entretenus sont eux-mêmes une nouvelle cause d'altération.

Pour obvier à ces inconvénients, quelques personnes se servent d'Eaux minérales factices ; or, ce sont les eaux dont nous venons de parler qui servent à la fabrication de ces boissons.

Il est donc tout simple que l'usage des Eaux minérales naturelles à titre d'EAUX DE TABLE, comme Condillac, Saint-Galmier, Chateldon, Saint-Alban, Schwalheim, Seltz, Soultzmatt, tende de plus en plus à se généraliser.

La Compagnie de Vichy se charge d'expédier toutes les Eaux naturelles.

UTILITÉ

EAUX DE VICHY

L'action bienfaisante des Eaux se manifeste non-seulement dans les affections concernant les organes digestifs, mais dans toutes les maladies chroniques des organes abdominaux.

Ces Eaux minérales, en rendant le sang plus alcalin, lui font perdre une partie de sa coagulabilité ; il se meut alors avec plus de liberté dans ses canaux, et c'est par cette propriété que ces Eaux sont souveraines dans tous les cas d'engorgement et d'obstruction des viscères.

Ces Eaux doivent figurer aussi sur la table des personnes bien portantes ; leur usage évite souvent les malaises d'estomac après le repas. — C'est ce qui explique l'usage de ces Eaux minérales se propageant chez toutes les nations civilisées.

Quiconque a trouvé la santé en buvant les Eaux de Vichy aux sources mêmes, doit presque toujours en continuer l'emploi en revenant au régime habituel de la famille.

La dose ordinaire des Eaux de Vichy est de une à deux bouteilles par jour. Elles peuvent se boire, pendant les repas, pures ou mélangées avec le vin.

PASTILLES DIGESTIVES

DE

VICHY

Fabriquées par l'Etablissement Thermal

SOUS LE

CONTROLE DE L'ÉTAT

Les Pastilles de Vichy jouissent d'une réputation qui devient tous les jours plus grande. Cette réputation est justifiée par leur efficacité dans les cas si fréquents de digestions difficiles, pénibles, laborieuses.

Les Pastilles de l'Établissement thermal de Vichy sont préparées à Vichy avec les **Sels minéraux naturels extraits des sources,** sous la SURVEILLANCE ET LE CONTROLE DE L'ÉTAT. Elles forment un bonbon d'un goût agréable, aident à l'action des eaux minérales, et sont un effet certain contre les aigreurs et les digestions pénibles. Elles soulagent les estomacs paresseux en saturant les acides des voix digestives.

Ces pastilles sont aromatisées à la Menthe, au Citron, à la Vanille, à la Rose, au baume de Tolu, à la fleur d'Oranger, à l'Anis ; elles se vendent aussi sans parfum.

Conserver dans un lieu sec et chaud et éviter l'humidité.

DOSE, 6 & 8 AVANT ET APRÈS LE REPAS

Boîtes de 1 et 2 francs.

La Boîte de 500 grammes : 5 francs.

Franco dans toute la France.

BAINS DE VICHY CHEZ SOI

Ces bains sont préparés avec les Sels
de Vichy extraits des Eaux sous le

CONTROLE DE L'ÉTAT

et sont employés de préférence au
bicarbonate de soude du commerce.

L'usage simultané de ces sels avec l'eau minérale naturelle en boisson peut rendre, sous la direction d'un médecin,
de très-grands services aux malades que leurs occupations
leurs infirmités ou les trop grandes distances tiennent éloignés de Vichy, mais ne peut jamais remplacer le traitement
sur place.

Ces Sels se trouvent dans les succursales et dépôts de la
Compagnie concessionnaire, et chez les principaux phar-
maciens.

Ils se vendent en rouleaux de 1 fr., contenant 250 grammes, c'est-à-dire la même quantité de sels que dans un
bain ordinaire de Vichy.

Franc de port et d'emballage par 20 rouleaux à la fois,
pour toute la France.

SE DÉFIER DES CONTREFAÇONS
OU PRODUITS SIMILAIRES,
ET EXIGER LE
CONTROLE DE L'ÉTAT

Ces Sels n'attaquent point l'étamage des baignoires.

TIRE-BOUCHON

POUR LE
DÉBOUCHAGE
DES
BOUTEILLES D'EAU MINÉRALE

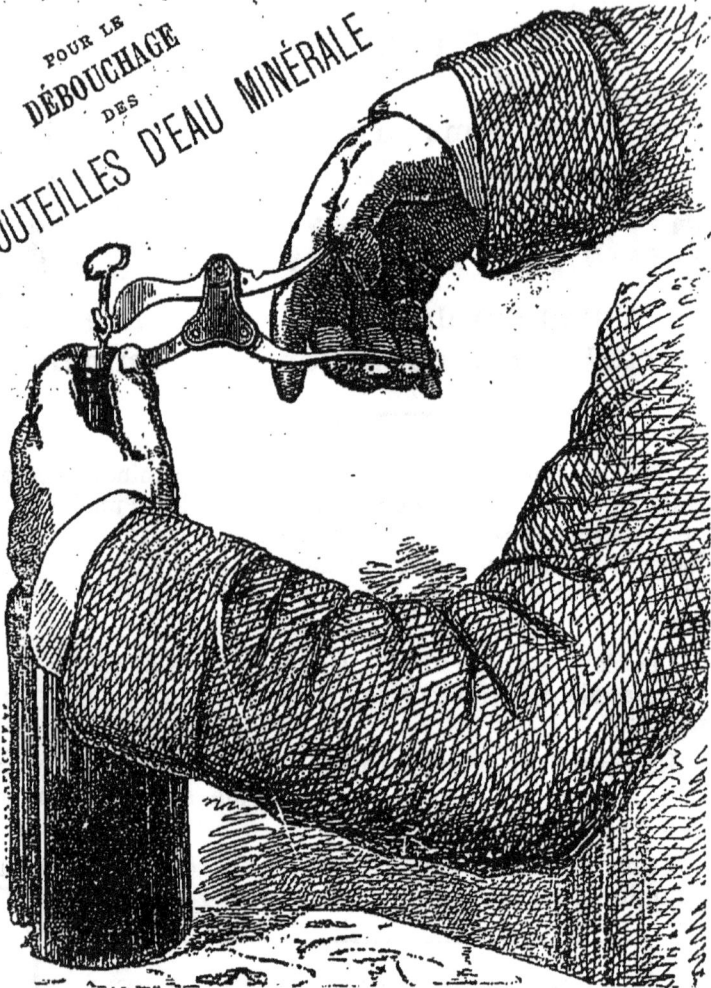

PRIX : 5 FRANCS.

La perfection dans le bouchage est une des conditions essentielles de la conservation des Eaux minérales transportées ; mais la conséquence des précautions prises est un débouchage souvent presque impossible.

Les difficultés sont évitées au moyen de ce facile instrument qui consiste en un levier s'ajustant au Tire-Bouchon et prenant son point d'appui sur le goulot. Avec une très-légère pression de la main, le bouchon s'enlève sans effort et sans secousse, et les dépôts ou les gaz ne sont pas mis en mouvement.

Ce Tire-Bouchon s'expédie sur demande dans les caisses d'Eau minérale ou par la Poste, moyennant l'envoi du prix en un mandat ou en timbres-poste.

PARIS

Prix de la caisse de 50 bout.
à Paris, 35 fr. — à Vichy, 30 fr.

Prix de la caisse d'Eau de Vichy de 50 bouteilles, dans les Succursales de la Compagnie de Vichy.

HAVRE	STRASBOURG	MARSEILLE
17, Grand-Quai.	37, faubourg de Saverne	9, rue Paradis.
38 fr.	**38 fr.**	**37 fr.**
TRANSIT ET COMMISSION POUR LES AMÉRIQUES	TRANSIT ET COMMISSION POUR L'ALLEMAGNE RAPPORT DIRECT AVEC TOUTES LES SOURCES ALLEMANDES Détail, 1, pl. de Broglie.	Expédition générale, pour toute la France, des Eaux ferrugineuses d'OREZZA (Corse). TRANSIT ET COMMISSION POUR TOUTE LA MÉDITERRANÉE.
TOULOUSE		
7, boulevart d'Arcole.		
40 fr.		
RENNES	**LYON**	**NANTES**
5, quai Châteaubriand.	5, place des Célestins.	11, rue Boileau.
40 fr.	**32 fr. 50**	**38 fr.**
		Saint-Nazaire
ROCHEFORT		TRANSIT ET COMMISSION POUR L'ESPAGNE ET L'AMÉRIQUE
27, rue Saint-Hubert.	**BORDEAUX**	
39 fr.	86, rue Trésorerie.	
	38 fr.	**DIJON**
PARIS	Détail, 29, cours Tourny	4, rue Bannelier.
187, rue Saint-Honoré.		**37 fr.**
35 fr.		
Mêmes prix qu'aux Maisons de Vente de la Compagnie, 22 boulevart Montmartre, et 12, rue des Francs-Bourgeois.	**BESANÇON**	**BREST**
	42, Grande-Rue.	48, rue de la Rampe.
	36 fr. 50	**44 fr.**

Les caisses de demi-bouteilles sont vendues 5 fr. de moins.

AVIS

L'Établissement thermal de Vichy
expédie les Eaux par caisse
de **50** bouteilles ou **50** demi-bouteilles

1° CONTRE REMBOURSEMENT

2° OU FRANCO DE TOUS FRAIS.

Pour recevoir *franco*, il suffit de joindre à
la demande un bon de poste ou des timbres
poste représentant le prix des Eaux rendues
à domicile.

ADRESSER LES DEMANDES

AU DIRECTEUR DE LA COMPAGNIE FERMIÈRE

DE

L'ÉTABLISSEMENT THERMAL DE VICHY

22, boulevart Montmartre, 22,

PARIS

A VICHY (Allier),

ou à la succursale la plus rapprochée.

(Voir page ci-contre.)

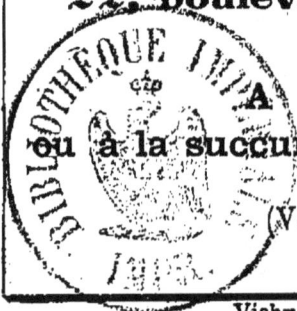

Vichy. — Imp. Wallon.

OUVRAGES

DU MÊME AUTEUR.

TRAITÉ DU RAMOLLISSEMENT DU CERVEAU (ouvrage couronné par l'Académie Royale de Médecine), 1843, 1 vol. in-8° de 560 pages.

TRAITÉ CLINIQUE ET PRATIQUE DES MALADIES DES VIEILLARDS, 1854, 1 vol. in-8° de 900 pages.

TRAITÉ THÉRAPEUTIQUE DES EAUX MINÉRALES DE LA FRANCE ET DE L'ÉTRANGER, ET DE LEUR EMPLOI DANS LES MALADIES CHRONIQUES, cours fait à l'Ecole pratique. — Deuxième édition, 1862, 1 vol. in-8° de 773 pages, avec une carte.

DICTIONNAIRE GÉNÉRAL DES EAUX MINÉRALES ET D'HYDROLOGIE MÉDICALE, en collaboration avec MM. Le Bret, Lefort et Jules François, 1860. 2 vol. in-8° de chacun 750 pages.

DE LA GOUTTE ET DE SON TRAITEMENT PAR LES EAUX MINÉRALES, 1861, in-8° de 48 pages.

LE DIABÈTE, SON TRAITEMENT PAR LES EAUX DE VICHY, 1862, in-12, 46 pages.

VICHY. — IMP. WALLON.